School security and safety

الأمن والسلامة المدرسية

second edition

ZOHAIR A. SEBAI

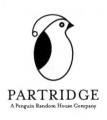

PARTRIDGE

A Penguin Random House Company

Library of Congress Control Number:		2014954931
ISBN:	Softcover	978-1-4828-2838-2
	eBook	978-1-4828-2839-9

To order additional copies of this book, contact
Toll Free 800 101 2657 (Singapore)
Toll Free 1 800 81 7340 (Malaysia)
orders.singapore@partridgepublishing.com

www.partridgepublishing.com/singapore

بسم الله الرحمن الرحيم

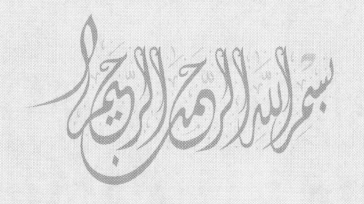

ⓒ معهد السباعي، ١٤٣٤هـ
فهرسة مكتبة الملك فهد الوطنية أثناء النشر

السباعي، زهير أحمد
الأمن والسلامة المدرسية وإدارة الكوارث./ زهير أحمد السباعي - جدة ، ١٤٣٤هـ

١٢٤ ص ، ١٧ × ٢٤ سم
ردمك: ٧-١ -٩٠٤٦٤-٦٠٣-٩٧٨

١- المدارس - إجراءات الأمن والسلامة ٢- إدارة الكوارث
أ. العنوان
ديوي ٣٧١,٧٧ ١٤٣٤/٦٤٩٥

رقم الإيداع: ١٤٣٤/٦٤٩٥
ردمك: ٧-١ -٩٠٤٦٤-٦٠٣-٩٧٨

بالتعاون مع منظمة الصحة العالمية - المكتب الإقليمي لشرق المتوسط

سلسلة الصحة والحياة (4)
الأمن والسلامة المدرسية
وإدارة الكوارث
تأليف
أ.د. زهير أحمد السباعي و د. أبو بكر زين العابدين
منظمة
الصحة العالمية

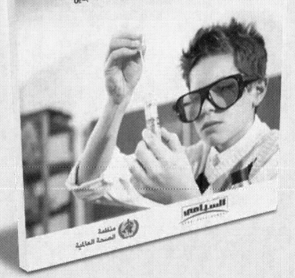

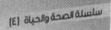

تمهيد

الاهتمام بسلامة الطلاب و الطالبات في المدارس ضرورة ملحة تأتي على رأس الأولويات التي تهم الجميع بما في ذلك أولياء الأمور ومنسوبي المدرسة وتلاميذها، ذلك أن المدارس في حاجة ماسة إلى بيئة تعليمية آمنة تعمل على حفظ وتعزيز سلامة الطلاب وصحتهم. كما تُعنى ببناء النشىء بناءً شاملاً جسدياً ونفسياً وعقلياً. خاصة وأن بيئة المدرسة مُعَرَّضة لعوامل الخــطر مما يتطلب وجود إجراءات للأمن والسلامة المدرسية و خطط لإدارة الكوارث والإخلاء في حالات الطواريء.

نقف عند تعبير إدارة الكوارث.. يطلق هذا التعبير عادة على الأحداث الكبرى مثل الحرائق والزلازل والبراكين التي تشمل مجموعة كبيرة من البشر. ولكننا استعرناه هنا لنطلقه على الأحداث الكبرى التي تُلم بالمدرسة. وذلك لنلفت الأنظار إلى أهمية الحدث وضرورة اتخاذ كافة الإجراءات التي تمنع حدوثه أو تخفف من عواقبه إلى أبعد الحدود فيما لو حدث لا قدر الله.

سوف نتطرق في هذا الكتاب إلى أسس الأمن والسلامة المدرسية وكيفية إدارة الكوارث في المنشآت التعليمية. ستتعرف باديء ذي بدء على مفهوم السلامة العامة في المرافق المدرسية، والمخاطر المحتملة وكيفية اكتشافها و التصرف السليم عند وقوعها. وكيفية إدارة الكوارث.

تم إعداد الكتاب ليصبح الدارس والقارىء في نهايته قادراً على:

١. فهم وتقويم وتحقيق أهداف الأمن والسلامة.
٢. المعرفة العلمية والتطبيقية للتدابير الخاصة بالسلامة المدرسية.
٣. مراقبة البيئة المدرسية وتهيئتها لتصبح بيئة آمنة تضمن سير الخدمة التعليمية دون مخاطر محتملة، واتخاذ ما يلزم من إجراءات وتدابير تكفل منع حدوث الكوارث والأزمات.
٤. غرس السلوك الإيجابي بين التلاميذ وبقية منسوبي المدرسة كي يأخذوا بأسباب الأمن والسلامة.
٥. المتابعة والتفتيش الدوري لأنظمة ووسائل وأجهزة الأمن السلامة والتأكد من كفاءتها وكفايتها.
٦. فهم وتطبيق خطط الطوارئ و الإخلاء عند الضرورة.
٧. إدارة الأزمات والكوارث حال وقوعها.

نرجو من الله عز وجل أن ينفع بهذا الكتاب، وأن يكون نواة لترسيخ مفهوم الأمن و السلامة في المنشآت التعليمية.

المؤلفان

شكر وتقدير

يتقدم المؤلفان بجزيل الشكر والتقدير لكل من أسهم في إبراز هذا العمل الجماعي ويخصون بالشكر منظمة الصحة العالمية - المكتب الاقليمي بالقاهرة الذي أسهم بالمراجعة العلمية للكتاب، وبخاصة الدكتور/ قاسم سارة، والدكتور/ سعيد أرناؤوط، والشكر موصول إلى الدكتور عبدالعزيز الزهراني مدير شعبة الحماية المدنية بالدفاع المدني بجدة.

كما يشكر المؤلفان المديرية العامة للدفاع المدني والمؤسسة العامة للتدريب التقني والمهني بالمملكة العربية السعودية على دعمهما الأدبي للكتاب، والأستاذ وائل حسن على المجهود الذي بذله في تصميم الكتاب.

تقديم

مفهوم الأمن والسلامة المدرسية

تعرف السلامة المدرسية بأنها: العلم الذي يهتم بالحفاظ على أمن وسلامة منسوبي المدارس من تلاميذ ومدرسين وإداريين وزائرين، وذلك بتوفير بيئة تعليمية آمنة وخالية من مسببات الحوادث والإصابات والأمراض.

تدخل السلامة المدرسية في كثير من مجالات الحياة المدرسية، فعندما نتعامل مع الأجهزة والمعدات لاغنى لنا عن اتباع قواعد السلامة وشروطها، وعندما نستخدم المقصف المدرسي أو وسائل النقل المدرسي فإننا مطالبون بمراعاة وسائل السلامة. ويستطرد بنا الحديث لنقول أننا في كل أمورنا الحياتية نحتاج إلى اتباع قواعد وإرشادات السلامة.

واذا نظرنا إلى الشريعة الإسلامية نجدها تقوم على أساس تحقيق مصالح الناس، إما بجلب منفعة أو بدفع مفسدة. والشريعة تركز على خمسة عناصر رئيسة تسمى بالضرورات الخمس هي: حفظ الدين والنفس والعقل والمال والنسل. هذه الضرورات التي تراعيها الشريعة السمحاء هي التي تمكن العباد من العيش الآمن

والذي بدونه تتعذر عمارة الأرض. من هذا المنطلق نخلص إلى أن تحري سلامة الإنسان في عمله وسائر أحواله من أوجب الواجبات عليه.

مازالت تُسيطر على عقول البعض منا عقلية «الْمَكْتوب على الجبين لازم تشوفه العين» وهي مقولة تقوم على فَهم خاطئ للعقيدة وغالباً ما تؤدي إلى تَواكلية تُقعِدُ أصحابها عن معالي الأمور وقد تُودي بهم إلى المهالك. فعلى سبيل المثال عندما تذكر أحدهم بضرورة أخذ الحَيْطَةِ الكافية قبل الإقدام على عمل مشوب بالخطر سرعان ما يجيبك بالمقولة الدارجة: «لا يَمُوتُ الْإِنْسَانُ إِلَّا إِذَا انْقَضَى أَجَلُهُ». هذا صحيح إلا أنه لا يعني أن نترك الأخذ بالأسباب وقد أمرنا المولى جل وعلا بذلك.

يقول الحق سبحانه وتعالى في سورة النساء:

«﴿وَإِذَا ضَرَبْتُمْ فِي الْأَرْضِ فَلَيْسَ عَلَيْكُمْ جُنَاحٌ أَنْ تَقْصُرُوا مِنَ الصَّلَاةِ إِنْ خِفْتُمْ أَنْ يَفْتِنَكُمُ الَّذِينَ كَفَرُوا إِنَّ الْكَافِرِينَ كَانُوا لَكُمْ عَدُوًّا مُبِينًا) (١٠١).

وفي نفس السياق ذكر الحق سبحانه وتعالى أخذ الحذر مرتين «وَلْيَأْخُذُوا حِذْرَهُمْ» و «خُذُوا حِذْرَكُمْ» ويقول عزوجل في سورة البقرة:

﴿وَلَا تُلْقُوا بِأَيْدِيكُمْ إِلَى التَّهْلُكَةِ﴾، وهي تشير إلى النهي عما فيه هلاك الإنسان.

إن تحري السلامة في أي نشاط يزاوله الإنسان من الواجبات الدينية التي سيُسْأل عنها. وعلى الإنسان الأخذ بالأسباب ما لم تتعارض مع مقتضيات الشرع الحكيم.

الأهداف العامة للأمن والسلامة المدرسية وإدارة الكوارث

١. حماية منسوبي المدرسة من مخاطر البيئة المدرسية ووقايتهم من الحوادث والإصابات والأمراض.
٢. إدارة الحوادث في حال حدوثها -لا سمح الله-.بمهارة وهدوء لتفادي الآثار الناجمةِ عن الذعر والهياج.
٣. الحفاظ على المدرسة وما تحتويه من أجهزة ومعدات وأثاث من التلف والضياع نتيجة للحوادث.
٤. تنفيذ النظم واللوائح الخاصة بالأمن والسلامة وإدارة الكوارث بمشاركة منسوبي المدرسة وتدريبهم عليها.

ولكي تتحقق هذه الأهداف لابد من توافر المقومات التالية:

١. معرفة أسس الوقاية وتفادي أسباب المخاطر في المدرسة.
٢. توفير النظم واللوائح الخاصة بالأمن والسلامة وإدارة الكوارث وإلمام جميع منسوبي المدرسة بها.
٣. تنفيذ النظم واللوائح الخاصة بالأمن والسلامة وإدارة الكوارث بمشاركة منسوبي المدرسة.

لماذا السلامة المدرسية؟

- التلاميذ والتلميذات هم جيل المستقبل.
- يمكن للتلاميذ والتلميذات حمل مفاهيم الأمن والسلامة للأسرة والمجتمع.
- المدارس مراكز إشعاع للمجتمع والعامل الرئيس لنشر الثقافة فيه.

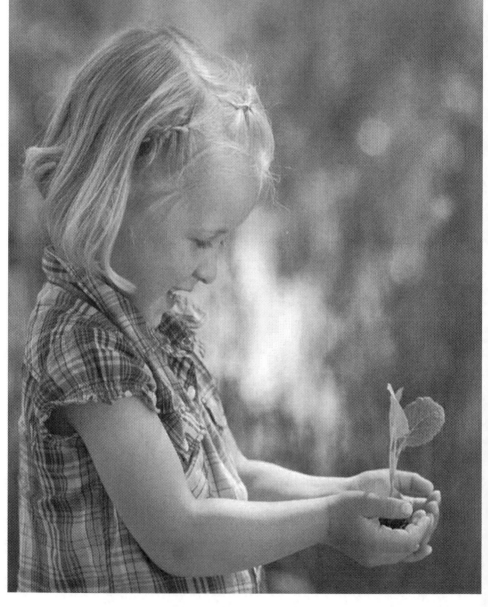

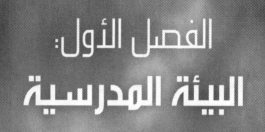

الفصل الأول:
البيئة المدرسية

البيئة المدرسية: هي كل ما في المدرسة وما يحيط بها من العوامل الطبيعية والبيولوجية والاجتماعية. فهي لا تقتصر على الأبنية من فصولٍ و ملاعبٍ وساحاتٍ، بل تشمل أيضاً العوامل البيولوجية من حيوانات ونباتات، والعلاقات الاجتماعية بين الإدارة والمعلمين والطلبة و بقية العاملين في المدرسة. كما تشمل أيضاً العلاقة مع المجتمع المحلي والمؤسسات الموجودة فيه.

تنقسم البيئة المدرسية إلى بيئة معنوية وبيئة حسية.

- البيئة المعنوية: تشمل الجانب الاجتماعي والنفسي لمنسوبي المدرسة. الأمر الذي يتأثر إيجابا أوسلبا بعوامل عدة مثل: التخطيط الجيد لليوم الدراسي، والعلاقات الإنسانية بين الطلابِ فيما بينهم وبين المعلمين وإدارة المدرسة.....الخ.

- البيئة الحسية: هي الجانب المادي بما في ذلك موقع المدرسة ومنشآتها من صفوفٍ وقاعاتٍ ومختبراتٍ ومعاملَ ومرافق صحيةٍ ومقاصفَ وتجهيزاتٍ.....الخ.

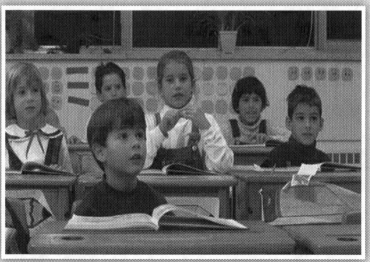

البيئة المعنوية في المدارس تشمل الجانبين الاجتماعي والنفسي.
ولا تقل في أهميتها عن البيئة الحية التي تتمثل في المباني إن لم تزد في تربية الطفل جسماً وعقلاً ونفساً.

البيئة المدرسية الآمنة

هناك مؤشرات توضح مدى توفر البيئة المعنوية الآمنة في المدرسة مثل:

١. ارتفاع مستوى أداء منسوبي المدرسة من مدرسين وإداريين وطلاب، وارتفاع الروح المعنوية بينهم.
٢. توفر وسائل السلامة مثل مطافئ الحرائق وأجهزة الإنذار ومخارج الطوارىء.
٣. قلة غياب العاملين أو انقطاعهم عن العمل وقلة غياب الطلاب.
٤. قلة الشكاوى والتظلمات و النزاع والخلاف بين منسوبي المدرسة.
٥. توفر الأنظمة واللوائح التي تحدد معالم البيئة المدرسية الآمنِة.
٦. تدريب منسوبي المدرسة على وسائل الأمن والسلامة وإدارة الكوارث.

هذه المؤشرات يمكن تحقيقها بالتالي:

- تهيئة المدرسة لتكون مكاناً آمنا ومناسباً للعمل، وإبعاد كل العوامل المزعجة من ضجيج أو روائح كريهة أو مناظر مؤذية أو سوء التهوية والإضاءة.
- العناية بالنظافة التامة لجميعِ مرافقِ المدرسةِ.
- إتاحة الفرص الكافية لمنسوبي المدرسةِ للراحة والترويح من عناء العمل.
- تحقيق حاجة منسوبي المدرسة إلى الشعور بالانتماء، ذلك بأن يشعر كل فرد بأنه عضو في جماعة، يشارك في عملها وفي تحمل مسؤوليَّاتها وفي صنع قراراتها.
- الحاجة إلى تحقيق الذات بأن يُكلف المدير العاملين معه ببعض المسؤوليات ويشركهم في بعض الأعمال ذات الأهمية الخاصة مما يرفع من معنوياتهم. وعندما ينجز الأفراد هذه الأعمال يجدون التقدير المناسب.

المخاطر البيئية

من المخاطر البيئية التي قد يتعرض لها منسوبوا المدرسة:

مخاطر فيزيائية

مثل تلك التي تَنْجُمُ عن سوء التهوية أو قلة الإضاءة أوالضوضاء أو التباين الشديد في درجات الحرارة. كثير من هذه العوامل تَنْتُجُ من عدم تطبيق إجراءات السلامة والصحة المهنية عند إنشاء وتجهيز المنشآت التعليمية.

مخاطر هندسية

- مخاطر التوصيلات والتجهيزات الكهربائية: تتضمن المخاطر الناجمة عن سوء التوصيلات الكهربائية بورش العمل ومختبرات الحاسوب وغرف الكهرباء وأعمدة الإنارة... الخ.
- المخاطر الإنشائية: وهي المخاطر التي قد يتعرض لها منسوبوا المدرسة نتيجة لعدم تطبيق إجراءات السلامة أثناء إنشاء المدرسة مثل عدم توافر المخارج أو سلالم الهروب أو تجهيزات السلامة... الخ.
- المخاطر الميكانيكية: تَنْتُج عن سوء استعمال الآلات والمعدات بورش العمل والمختبرات.

مخاطر كيميائية

تنتج من تعرض الإنسان لمواد كيمائية على شكل غازات أو أبخرة أو أتربة أو رذاذ. وتعتمد درجة الخطورة على مدى تركيز المادة ومدة التعرض لها.

تدخل المواد الكيميائية لجسم الإنسان من أربعة طرق هي:

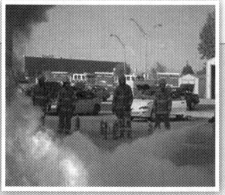

الاستنشاق، الامتصاص خلال الجلد والعينين، البلع، الحقن.

ويعتبر الاستنشاق أسرع طريقٍ لدخولِ الموادِ الكيميائية الضارة إلى جسم الإنسان.

المدرسة شأنها شأن أي مؤسسة أخرى معرضة للمخاطر. ومن هنا كان توفير وسائل الأمن والسلامة وبأسلوب علمي، على أن يتدرب عليها منسوبي المدرسة أمر في غاية الأهمية.

مخاطر صحية

وهى ما قد يصيب منسوبي المدارس من أمراض نتيجة وجود جراثيم أو طفيليات تُساعد على انتشارها بيئة المدرسةِ أو بسبب عدم توافر المرافق الصحية المناسبة مثل: مبردات المياه وخزانات المياه ودورات المياه والمقصف الصحي، أو نتيجة لتراكم النفايات.

مخاطر الحريق

قد تهدد الحرائق حياة منسوبي المدارس وتتسبب في ضياع وتلف الممتلكات نتيجة غياب اشتراطات السلامة عند تشييد المنشآت التعليمية، أو عدم تجهيزها بأجهزةِ إنذارٍ ومكافحةِ الحرائقِ، أو عدم تدريب منسوبي المدارس على كيفية التصرف في حالات الحريق.

مخاطر سلوكية

وهى ما قد يصيب مستخدمي المنشآت التعليمية من أضرار نفسية وسلوكية نتيجةالإدارة السيئة أو لعدم الاكتراث بتطبيقِ إجراءاتِ السلامةِ والصحةِ، أو لغياب برامج التوعية والتدريب.

المبنى المدرسي

يجب تحقيق المبنى المدرسي للأهداف التالية:

١. أن يتماشى مع الاحتياجات الفسيولوجية للتلاميذ باعتبارهم في فترة من فترات النمو البدني والتكوين النفسي والاجتماعي.

٢. أن يحد من انتشار الأمراض المعدية أو المزمنة بين التلاميذ.

٣. أن يكون وسيلة للتربية الصحية بدنيا ونفسيا واجتماعيا، وغرس السلوك الصحي السليم.

٤. يجب أن يكون ذا مواصفات وجودة عالية تُلبي حاجات الطلاب، ومراعياً لأوضاع الطلاب من ذوي الاحتياجات الخاصة.

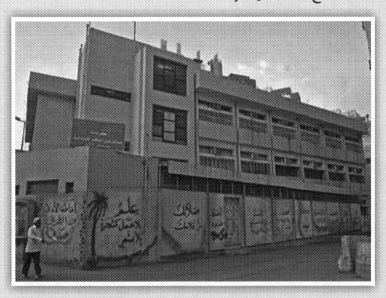

تحتضن المدرسة التلاميذ لسنوات من حياتهم، لذا من الضروري أن يكون مبنى المدرسة على مستوى عال من الجودة وأن تكون البيئة في داخله ومن حوله بيئة صحية آمنة

مواصفات المبنى المدرسي

المباني المدرسية من أهم المرافق الصحية في المجتمع وقد خلصت الكثير من الدراسات إلى عِظَمِ تأثير المبنى المدرسي على العملية التعليمية والتربوية وعلى سلوكيات الطلاب والمعلمين. كما أن جودة تصميم وتشييد وتجهيز المبنى المدرسي مَدْعَاةً لأن يكون أكثر جذباً لمنسوبي المدرسة.

هندسة وتشييد المبنى المدرسي

تُشير توصيات الملتقى الرابع للمنشآت التربوية لدول الخليج العربي إلى أهمية تصميم المبنى المدرسي بما يواكب تَطُوُّر المناهج التعليمية والتقنيات الحديثة (١٤٢٦ هـ).

عند البدء في إنشاء المباني المدرسية، وأثناء عملية الترميم والصيانة فيما بعد، يجب تطبيق اشتراطات السلامة والصحة وخاصة ما يلي:

١. توفر مواصفات الأمن و السلامة في المواد المستخدمة في إقامة المباني المدرسية.

٢. مواجهة مباني المدرسة لأشعة الشمس والرياح السائدة حتى تدخل الشمس لجميع أركان المبنى، وليُسْتَفاد من الرياح في تهوية المبنى وتلطيف درجة حرارته.

٣. توفر مساحات كافية حول المبنى لضمان التهوية الخارجية.

٤. ألا يتجاوز ارتفاع المباني ثلاثة أدوار.

٥. توفر المساحة والفراغ المخصص لكل تلميذ طبقاً لاشتراطات السلامة.

٦. اختيار التصميم الذي يوفر الإضاءة والتهوية المناسبتين ويقلل من الضوضاء و صدى الصوت، والذي لا يحتاج إلى مجهودٍ كبير في أعمال الصيانة.

٧. التأكد من عدم وجود تشققات أو ميول بالمباني.

٨. التأكد من سلامة عتبات السلم (الدرج) وعدم وجود كسور أو تشققات بها لتلافي الإصابات.

٩. التأكد من ارتفاع حواجز الممرات بالطوابق العلوية والدرج ارتفاعا مناسبا لتفادي مخاطر السقوط.

١٠. التأكد من عدم وجود حفر أو بروزات بأرضية الممرات أو ساحة المدرسة.

١١. التأكد من أن فتحات مجاري الصرف مغطاة بشكل محكم ولا يوجد بها تشققات أو كسور.

١٢. أن يتوفر بالمدرسة مخرجين على الأقل في اتجاهين متقابلين يوصلان إلى مكان يتوفر فيه الأمن والسلامة إلى مكان آمن يمكن الإخلاء إليه.

١٣. يجب أن تتوفر بجميع المباني المدرسية وملحقاتها أبواب ومسالك الهروب ويراعى على الأخص ما يلي:

– أن لا تزيد المسافة التي يقطعها الشخص للوصول للمخرج عن ٣٠ مترا.

– أن تكون الأبواب والطرقات والسلالم باتساع كاف يستوعب عدد الطلاب المطلوب إخلاءهم على وجه السرعة في حالات الطوارئ.

– أن يكون اتجاه فتح الأبواب إلى الخارج، أي في اتجاه اندفاع الأشخاص عند هروبهم.

١٤. تتأثر المباني المدرسية كغيرها من المباني بعوامل التعرية ومرور الزمن و الاستخدام المكثف الذي قد يُصَاحِبُهُ بعض الإهمال في الصيانة، ونتيجة لذلك قد تظهر بعض العيوب التي قد تؤثر على الهيكل العام للمبنى، مما يتطلب تشخيص الخلل مبكرا والمسارعة في إصلاحه.

موقع المبنى المدرسي

يجب اختيار الموقع المناسب الذي تتوفر فيه اشتراطات السلامة التالية:

١. أن يكون في مكانٍ مناسبٍ من حيث سهولة المواصلات وتأمين سلامة التلاميذ في الوصول إليه.

٢. أن يكون بعيداً عن مصادر الضوضاء والروائح الكريهة ودخان وأبخرة المصانع، ويُراعى فِي ذَلك اتجاه الرِّياح حَتَّى لا تَحْمِل الغازات والروائح إلى المدرسة.

٣. أن يكون بعيداً عن الأماكنِ المزدحمةِ والمستشفياتِ والطرق السريعة للسياراتِ والشاحناتِ والسكك الحديدية، و عن أماكن تخزينِ الموادِ الخطرة ومحطَّاتِ البترول ومناطق التخلص من النفايات والقمامة.

٤. أن يكون الموقع بعيداً عن محطات ومحولات الضغط العالي للكهرباء.

٥. أن يكون بعيداً بدرجة كافيةٍ عن المناطق التي قد تتسبب في مشاكل أمنية وصحية كعنابر ذبحِ وسلخِ الماشية ومعامل دبغ الجلود ومجاري السيول.

٦. أن يتوفر في الموقع الهدوء والنظافة والجاذبية.

٧. أن يكون الموقع على أرض غير ملوثة بالنفايات.

٨. أن تكون مساحة الموقع متوافقة مع اشتراطات البلدية للمنشآت التعليمية وقابلة للتوسعة المستقبلية.

٩. أن تتوفر بالمبنى مواقف آمنة تحقق سهولة حركة السيارات والحافلات المدرسية وتتناسب مساحتها مع أعداد الطلاب بالمدرسة.

١٠. يجب أن تحصل المنشأة التعليمية على شهادةٍ صادرةٍ من المديرية العامة للدفاع المدني تؤكد سلامة المبنى واستيفائه لاشتراطات الأمن والسلامة.

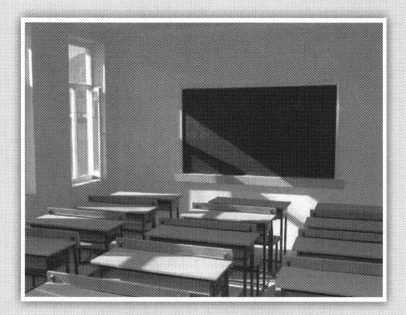

الحجرات الدراسية

الفصل الدراسي

١. شكل الفصل ومساحته:

يُفضل أن يكونَ الفصل مستطيلاً ومتوسط السعة والارتفاع وذلك لتهيئة الظروف المساعدة على استماع الدروس ورؤية ما يكتب على السبورة أو ما يُعرض على شاشة العرض، وأن يُخصص لكل تلميذ مساحة في الفصل تتراوح ما بين متر ومتر ونصف مربع. الأبعاد المناسبة للفصل الدراسي هي ٨ أمتار طولا في ٦ أمتار عرضا في ٤ أمتار ارتفاعا.

٢. التهوية:

- التهوية الطبيعية باستخدام النوافذ.
- التهوية الصناعية بالطرق الآلية كالمراوح وأجهزة التكييف وغيرها.

أفضلُ طريقةٍ لتهويةِ الفصولِ هي التهوية الطبيعية عن طريق نوافذ متقابلة. تتراوح مساحة النوافذ بين ربع إلى سدس مساحة الأرضية كما يُراعى أَن تكون الحافة السفلية للنوافذ مرتفعة عن مستوى مقاعد التلاميذ حتى لا يكون التلاميذ في مسرى التيار الهوائي، كما يراعى أن تكون الحافة العلوية للنوافذ قريبة من سقف الفصل لتساعد الهواء الساخن على الخروج، مع تأمين النوافذ بشبك خشبي أو معدني في الأدوار العليا لتلافي مخاطر السقوط.

٣. الإضاءة:

- باستخدام النوافذ أثناء النهار.
- أو باستعمال المصابيح الكهربائية.

تفضل الإضاءة الطبيعية بحيث تكون النوافذ بالجزء الخلفي من الفصل ويراعى أن تكون من الجانبين، وأن لا تكون النوافذ أمام التلاميذ أو خلف ظهورهم،حتى لا يُبْهِرُ الضوء أعينهم، أو يتسبب في لمعان السبورة مما يعوق الرؤية.

ومما يساعد على تحسين الإضاءة في الفصل تجنب وجود أسطح لامعة سواء كانت الجدران أو المقاعد أو المناضد أوالسبورة. كما يجب العناية بنظافة زجاج النوافذ وكذلك المصابيح الكهربائية حتى لا يُقَلل التراب المتراكم عليها من درجة إضاءتها. وإذا كانت الإضاءة الطبيعية غير كافية يجب دعمها بالإضاءة الصناعية.

الأثاث المدرسي

يراعى في الأثاث المدرسي البساطة وتقليل التكاليف مع المحافظة على الجودة، وفي الوقت نفسه يوفر الاحتياجات الضرورية للتلاميذ.

من أهم قطع الأثاث المدرسي ما يلي:

١. السبورة

ويراعى فيها عدة نقاط أهمها:

- أن توضع في منتصف الحائط المواجه للتلاميذ، وأن تكون على ارتفاع مناسب ولا تكون على الجانب مطلقاً.

- أن يكون لونها أسود أو أخضر داكن لا يلمع أو أبيض يُكْتَبُ عليه بأقلام خاصة.

- أن تكون على بعد متر ونصف من الصف الأول للطلاب.

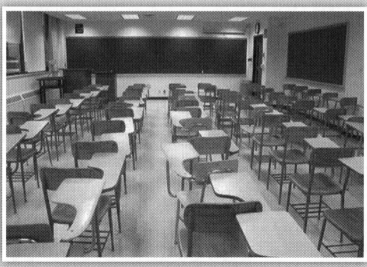

يجب الاهتمام بمقاييس وأبعاد السبورة أو شاشة العرض، والضوء المسلط عليها، والمسافات بينها وبين مقاعد الدراسة.
تلك العوامل لو روعيت بدقة سوف تسهل العملية التعليمية

- ألا يبعد الصف الأخير من مقاعد التلاميذ عن السبورة أكثر من سبعة أمتار.
- أن يكون لها مجرى تترسب فيه ذرات الطباشير في حالة استخدامه أما إذا استخدمت الأقلام للكتابة على اللوح الأبيض فيراعى أن تكون ذات نوعية جيدة ولا يخرج منها أية روائح.
- في حالة استخدام شاشات العرض أو السبورة الذكية يراعى نفس المسافات والأبعاد التي ذكرت سابقاً.

٢. المقاعد والأدراج

يجب أن تتناسب مع التكوين الجسماني للتلميذ وطبيعة نموه، بحيث يكون مستريحاً في جلسته بطريقة صحية سليمة مع مراعاة مايلي:

١. أن يكون ارتفاع المقعد مناسباً لطول ساق التلميذ بحيث إذا جلس عليه كانت قدماه مستقرتين على الأرض وكان جسمه معتدلاً وظهره مستريحاً على المسند.

٢. أن يكون عرض المقعد مناسباً.

٣. أن تكون حافة المقعد الأمامية مستديرة حتى لا تضغط على الأوعية الدموية وأعصاب الفخذ مما قد يؤثر على حيوية الساقين والقدمين.

٤. أن يكون ارتفاع المسند مناسبا بحيث يسند منحني الظهر، وتصل حافته العليا إلى مستوى عظمتي لوح الكتف.

٥. أن تكون حافة المقعد داخلة تحت حافة الدرج حتى لا يضطر التلميذ إلى الانحناء للأمام عند القراءة والكتابة.

٦. أن يكون سطح الدرج مائلاً بزاوية ١٥ درجة.
٧. يراعى ترتيب الأدراج في الفصل بحيث يكون معظم الضوء من على يسار التلاميذ.
٨. يفصل بين كل صفين من الأدراج ممر بعرض ٥٠-٦٠ سم.
٩. يترك بين الصف الجانبي و الحائط ما يقارب ٧٥ سم.
١٠. يترك بين الصف الأخير و الحائط حوالي متر واحد.
١١. يراعى عند تحديد أماكن جلوس التلاميذ إعطاء أولوية الجلوس في الصفوف الأمامية لضعاف السمع و النظر.
١٢. أن لا يزيد عدد المقاعد في الفصل الواحد عن ٣٢ مقعداً.

يجب على الطالب إتباع الإرشادات التالية في الفصل

- الجلوس دائما بطريقة صحية وباستقامة لحماية الظهر من الإصابة.
- إبلاغ مرشد الفصل إذا كان يعاني من ضعفٍ في السمع أوالنظر ليقوم المرشد بتغيير مكانه مع إحالته إلى الطبيب المختص لفحصه وعلاجه.
- عدم التدافع مع الطلاب الآخرين عند الدخول والخروج من الفصل أو عرقلتهم لتفادي الإصابات.
- عدم حمل أوترك أدوات حادة على الكراسي والأدراج تكون سبباً في حدوث إصابة للطالب نفسه أو زملائه.
- عدم قذف الأقلام وأدوات الهندسة أو الطباشير على الآخرين مما قد يكون سبباً في إصابتهم بأضرار.

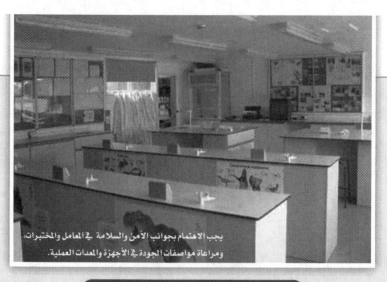

يجب الاهتمام بجوانب الأمن والسلامة في المعامل والمختبرات،
ومراعاة مواصفات الجودة في الأجهزة والمعدات العملية.

المختبرات المدرسيّة

طبيعة العمل في المختبرات المدرسيّة قد لا تخلو من المخاطر. وللعمل في محيطٍ
آمنٍ وخالٍ من المخاطر لابد من:

١. تفادي أنواع المخاطر والإصابات التي قد تحدث في المختبرات المدرسية.

٢. مراعاة المواصفات العامة للمختبرات المدرسية.

٣. مراعاة التجهيزات الأساسية للسلامة الواجب توفرها في المختبر.

٤. مراعاة توجيهات وإرشادات السلامة العامة.

- أنواع المخاطر والإصابات في المختبرات المدرسيّة:

أنواع المخاطر:

١. الحرائق و الانفجارات.

٢. تسرب الغازات أو السوائل الكيميائية.

٣. وجود مادة كيميائية صلبة.

٤. التعرض للتيار الكهربائي.

٥. السقوط أو الاصطدام أو الانزلاق.

٦. انفجار الأدوات الزجاجية عند تفريغ الهواء أو عند ضغط منخفض.

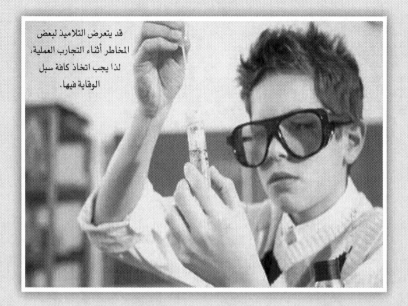

قد يتعرض التلاميذ لبعض المخاطر أثناء التجارب العملية، لذا يجب اتخاذ كافة سبل الوقاية فيها.

أنواع الإصابات:

التسمم، الحروق الكيميائية أو الحرارية، الجروح، الصعقة الكهربائية، الدوخة أو الغثيان، الحساسية، الاختناق، الإغماء.

المواصفات العامة للمختبرات المدرسيّة الآمنة

يجب عند الشروع في إعداد وتجهيز المختبرات المدرسية مراعاة تنفيذ الاشتراطات والقواعد التالية:

١. أن يكون المختبر في الدور الأرضي.

٢. توفر مخارج طوارئ يشترط فيها الآتي:

- يجهز المختبر بمخرجي طوارئ يفتح أحدهما على ساحة واسعة وأن لا تقل مقاومتها للحريق عن ساعة.

- اتجاه فتح الأبواب للخارج (في اتجاه اندفاع الأشخاص)ولا يكون في باب مخرج الطوارئ عارضة سفلية أو سلالم لكي لا تتسبب في تعثر المستخدم.
- عدم وضع أي طاولات أو أغراض أمام المخارج لتسهيل عملية الإخلاء.
- توضع مطافئ وبطانيات الحريق قرب المخارج على ارتفاع متر من سطح الأرض.

٣. تكون المساحة المتاحة للحركة داخل المختبر كافية وتتناسب مع أعداد الطلاب.
٤. تُترك منطقة عمل لا تقل عن متر حول كل جهاز، أو طاولة عمل.
٥. تُترك ممرات فرعية لا يقل عرضها عن متر، وممر رئيس لا يقل عرضه عن ٥ ,١متر داخل المختبر.
٦. أن لا ترتفع خزانات حفظ الأجهزة و المواد عن مستوى النظر، وأن تُترك أمامها منطقة للحركة لا تقل عن متر.
٧. تكون الطاولات مصنعة من مادة مقاومة للمواد الكيميائية.
٨. تزويد المختبرات بنظام تهوية جيد، ووسائل تبريد كافية.
٩. تكون أرضيات المختبرات من مواد لا تسبب الانزلاق، ومقاومة للمواد الكيميائية.
١٠. يكون النصف العلوي من جدار المختبر من الزجاج المقاوم للكسر لإمكانية مراقبة ما يحدث من الخارج.
١١. يكون لكل مختبر مفاتيح رئيسة للماء والكهرباء والغاز بحيث يمكن قطع الإمداد إذا حصل عطب في أحد أنابيب أو أسلاك المختبر.
١٢. تكون أنابيب تصريف المياه مصنعة من مادة مقاومة للمواد الكيميائية.

التجهيزات الأساسية للسلامة الواجب توفرها في المختبر :

١. خزانة ساحبة للهواء والأبخرة السامة والضارة تحتوي على مروحة شفط ومفتاح تشغيل معزول ومقاوم للحريق ونافذة منزلقة.

٢. نافورة غسيل للعيون أو غسالة العين.

٣. رشاش ماء لاستخدامه في حالة التعرض للمواد الكيميائية الضارة.

٤. مطافئ الحريق بأنواعها (الهالوين، ثاني أكسيد الكربون، بودرة، رغوة).

٥. جهاز كشف تسرب غاز الوقود وجهاز كاشف للدخان.

٦. بطانية مقاومة للحرائق.

٧. خزانة مقاومة للحرائق.

٨. أقنعة حماية.

١٠. أسطوانة أكسجين.

١١. سلة مهملات معدنية ذات غطاء يغلق ذاتيا لمنع الحرائق.

١٢. صندوق إسعافات أولية.

١٣. مواقد كهربائية بدلاً من مواقد اللهب لتفادي اشتعال السوائل القابلة للاشتعال.

١٤. جهاز إنذار تلقائي للحريق.

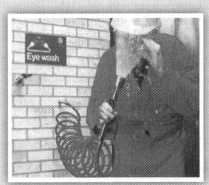
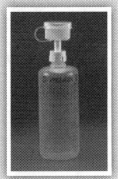

من الأهمية بمكان توفير وسائل الوقاية في المعامل والمختبرات، ومداومة التدرب على استعمالها من قبل التلاميذ والمدرسة.

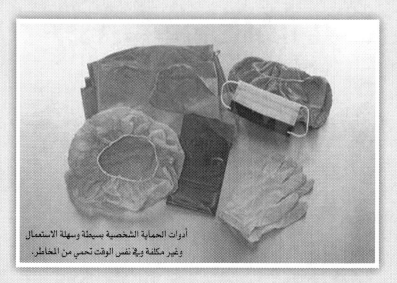

أدوات الحماية الشخصية بسيطة وسهلة الاستعمال
وغير مكلفة وفي نفس الوقت تحمي من المخاطر.

أدوات الحماية الشخصية:

١. بالطو.

٢. نظارات واقية للحماية من تناثر المواد الكيميائية وشظايا الزجاج.

٣. أحذية واقية.

٤. قفازات مطاطية واقية مقاومة للمواد الكيميائية.

٥. القناع الواقي للوجه والرقبة والأذنين.

٦. أقنعة تنفس.

- الاحتياطات الواجب إتباعها للحماية من المواد الكيميائية:

١. يجب معرفة مدى سُمِّيَّةِ المواد الكيميائية قبل التعامل معها.

٢. يجب الحذر عند إضافة مادة كيميائية لأخرى. وأثناء التفاعلات الكيميائية
يجب معرفة النواتج وذلك لتفادي التسمم أو الاشتعال.

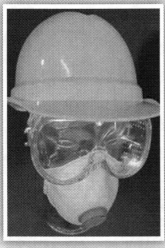

قناع واق من الغازات السامة

٣. يجب تخزين المواد الكيميائية السامة والخطرة في أماكن بعيدة عن متناول الأشخاص غير المسئولين.
٤. يجب أن يُوَضَّحَ على عبوات المواد الكيميائية نوع الخطر لهذه المواد.
٥. يجب عدم التدخين أو تناول الأكل والشرب على مقربة من المواد الكيمائية.
٦. يجب عدم تقريب المواد القابلة للاشتعال من موقد اللهب.
٧. يجب تخزين المواد القابلة للانفجار بعيدا عن مصادر اللهب أو الأماكن ذات الحرارة العالية ويجب عدم تعرضها مباشرة لأشعة الشمس أو السقوط أو الاصطدام.
٨. يجب ارتداء الملابس الواقية.
٩. يجب التأكد من إغلاق اسطوانات الغاز، كما يجب وضع اسطوانات الغاز المضغوطة في أماكن مناسبة و استخدام وسائل خاصة لنقلها.
١٠. يجب عدم لمس أو تذوق أي مادة كيميائية
١١. يجب تخزين المواد المشعة في أوعية خاصة.
١٢. يجب غسل اليدين بالماء والصابون عند الانتهاء من العمل.

دليل السلامة للمواد الكيميائية

يعد دليل السلامة من خطر المواد الكيمائية مرجعا أساسيا لمن يتعامل مع المواد الكيمائية ومن أهم محتوياته:

١. تعريف بالمادة الكيمائية وخصائصها.

٢. التركيب الكيميائي للمادة.

٣. وصف لأخطار المادة.

٤. الإسعافات الأولية.

٥. أسلوب إطفاء الحرائق.

٦. الإجراءات التي يجب أن تُتبع عند التسرب.

٧. طريقة حفظ المادة ونقلها.

٨. مدى استقرار وتفاعل المادة.

٩. معلومات عن سمية المادة.

١٠. آثار المادة على البيئة.

١١. طرق التخلص من المادة.

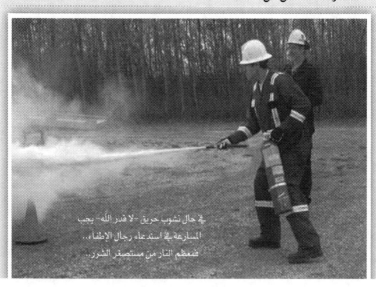

في حال نشوب حريق -لا قدر الله- يجب
المسارعة في استدعاء رجال الإطفاء..
فمعظم النار من مستصغر الشرر..

توجيهات وإرشادات السلامة العامة

١. يجب لبس البالطو والنظارات الواقية والقفازات.

٢. عدم لبس الصنادل بل أحذية مقفلة.

٣. لا يجوز تحت أي ظروف إجراء تجارب بدون إشراف.

٤. تأكد من اسم المادة الكيميائية المستخدمة.

٥. لا تسحب المحاليل مباشرة من قنينة الكاشف بل من الكأس.

٦. ارجع قنان الكواشف إلى أماكنها بعد استخدامها ولا تنس إغلاقها.

٧. لا ترجع الزائد من الكاشف إلى القنينة.

٨. لا تبدل سدادات قنان الكواشف.

٩. لا تلمس بيديك أي مادة كيميائية سائلة أو صلبة.

١٠. لا تمسح المواد الكيميائية بثيابك.

١١. لا تستعمل مقياس الحرارة للخلط.

١٢. ابعد الوعاء الذي تسخن فيه السائل عن نفسك وعن الآخرين.

١٣. لا تضع المواد القابلة للإشتعال قرب اللهب.

١٤. اترك صنبور الماء مفتوحا قبل وبعد سكب المحاليل في الحوض.

١٥. يجب التخلص من المواد الكيميائية الصلبة والأوراق والزجاج المكسور في سلة مهملات خاصة بكل مادة.

١٦. بعد الانتهاء من إجراء التجارب نظف ورتب مكان العمل واغسل الزجاجيات وأعد المحاليل الكيميائية إلى أماكنها.

١٧. اغسل يديك بالماء والصابون.

نماذج من الإشارات الواجب احترامها:

١. إشارات المنع (لونها أحمر).

ممنوع الأكل الشرب
و التدخين

ممنوع
الدخول

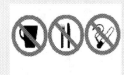

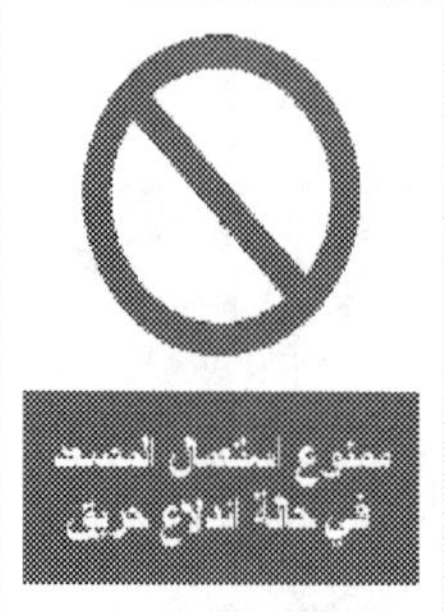

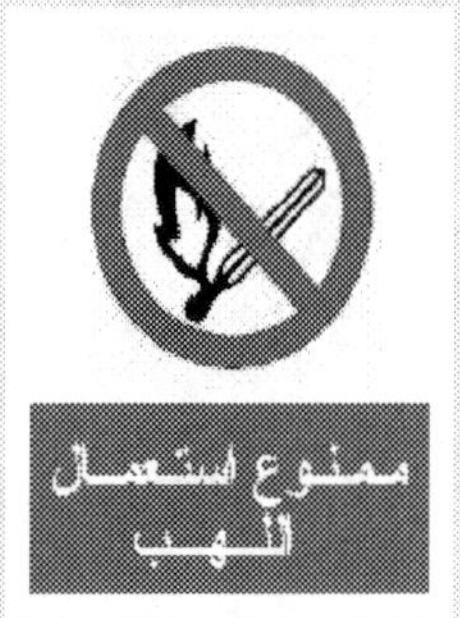

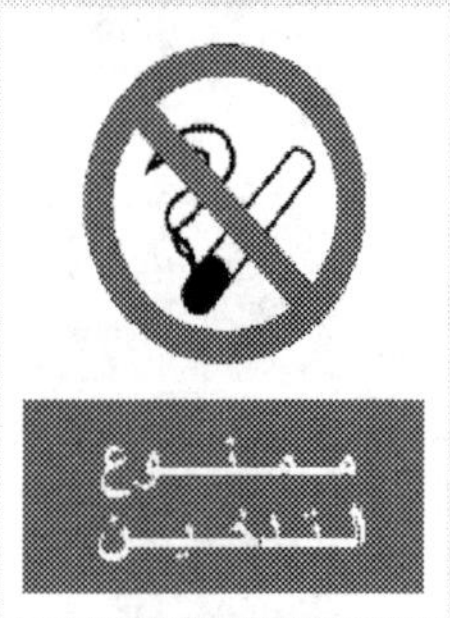

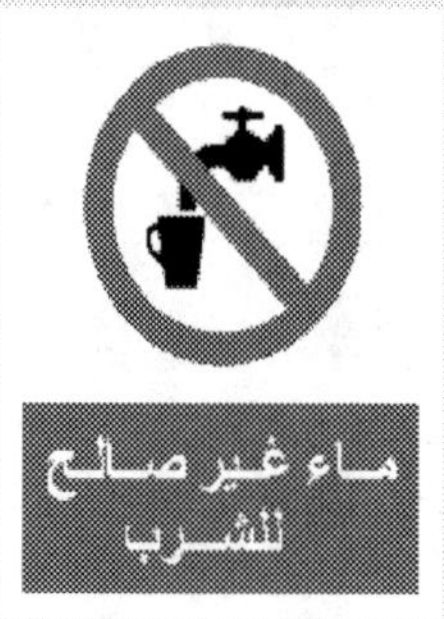

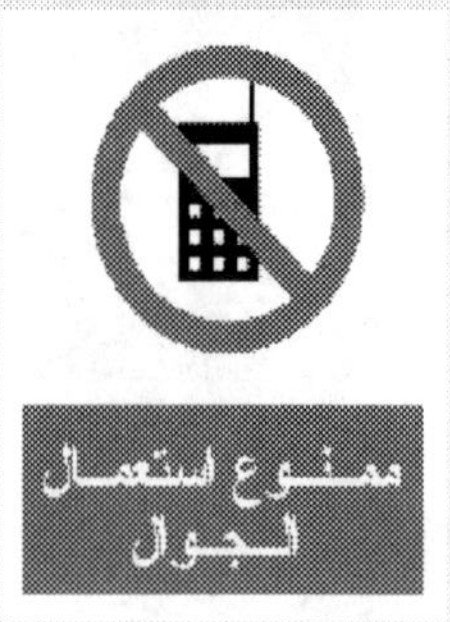

ممنوع استعمال المصعد
في حالة اندلاع حريق

ممنوع استعمال
اللهب

ممنوع
التدخين

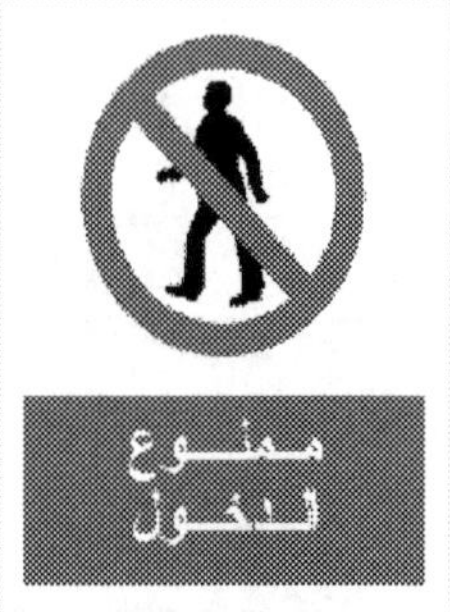

ماء غير صالح
للشرب

ممنوع استعمال
الجوال

٢. الإشارات الإرشادية (لونها أزرق).

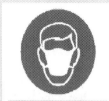

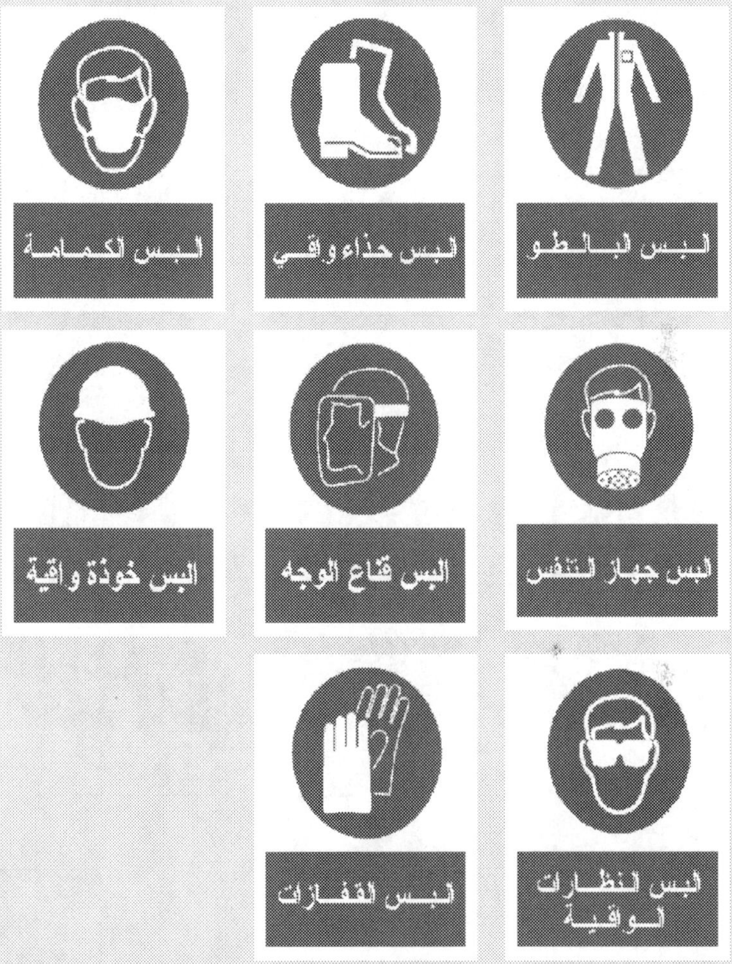

البس البالطو
البس حذاء واقي
البس الكمامة
البس جهاز التنفس
البس قناع الوجه
البس خوذة واقية
البس النظارات الواقية
البس القفازات

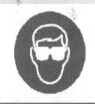

٣. إشارات الاستدلال والمعلومات (لونها أخضر).

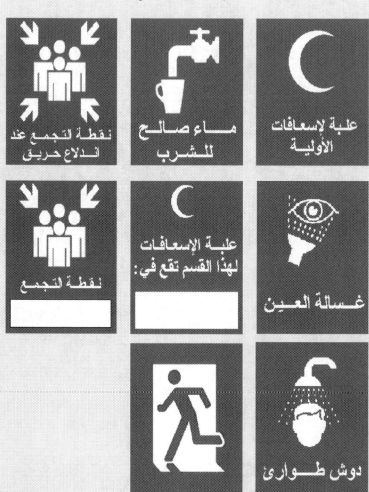

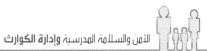
٤. خطورة المواد الكيميائية (لونها برتقالي).

مادة ضارة، مادة ضارة للبيئة، مادة مشعة.

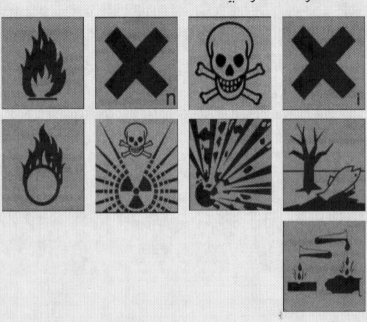

٥. إشارات تحذير (لونها أصفر).

 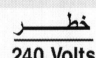

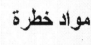

 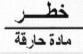

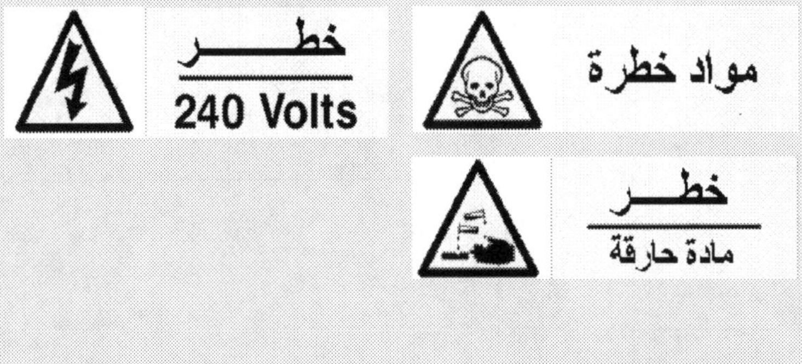

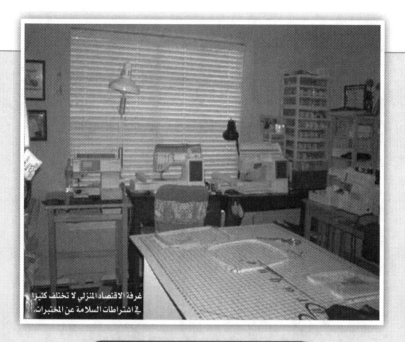

غرفة الاقتصاد المنزلي لا تختلف كثيراً في اشتراطات السلامة عن المختبرات.

غرف الاقتصاد المنزلي

من أهم شروط السلامة التي يجب اتباعها في غرف الاقتصاد المنزلي مايلي:

١. تكون غرفة الاقتصاد المنزلي في الدور الأرضي من المبنى المدرسي.

٢. يكون للغرفة مخرجان متباعدان يفتح أحدهما على ساحة.

٣. التأكد من عدم وضع أي أغراض أمام المخارج تعوق الاستخدام.

٤. تكون مساحة الغرفة متناسبة مع أعداد الطالبات وتسمح بسهولة الحركة داخلها.

٥. التأكد من سلامة الإضاءة والتهوية.

٦. التأكد من عدم وجود اسطوانات الغاز داخل غرف الاقتصاد المنزلي وحفظها في خزائن مُحكمة الغلق بساحة المدرسة.

٧. القيام بفحص أسطوانات وتمديدات الغاز بصورة دورية (الأنابيب - الخراطيم - الصمامات) والتأكد من سلامتها، وتجنب تعرضها للحرارة والعوامل الجوية التي تتسبب في إتلافها واستبدال التالف منها فوراً لمنع تسرب الغاز.

8. التأكد من أن خرطوم التوصيل المطاطي لا يوجد به تشققات وأنه ذو نوعية جيدة، وأن طوله مناسب لتجنب تَكَوُّن التواءات حادة به.
9. التأكد من عدم وجود تسرب للغاز باختبار رغوة الصابون (إذا ظهرت فقاعات دل ذلك على وجود تسرب) وعدم الكشف عن التسرب بواسطة أعواد الثقاب.
10. التأكد من تحويل مفاتيح مواقد الغاز من وضع التشغيل إلى وضع الإيقاف بعد الانتهاء من الاستخدام، وغلق مصدر الغاز عندما لا يكون قيد الاستعمال أو عند مغادرة المكان.
11. لتجنب تسرب الغاز عند الطهي يجب التحكم بقوة اللهب في حدود المعقول حتى لا ينسكب ما يطهى على الموقد ويتسبب ذلك في تسرب الغاز.
12. مراعاة وجود مفتاح تحكم رئيس للغاز داخل غرف الاقتصاد المنزلي لاستخدامه لمنع تدفق الغاز في حالات الطوارئ.
13. عند تشغيل الموقد أو الفرن يُشعل أولاً عود الثقاب ومن ثَمَّ يُفتح الموقد.
14. مراعاة اختيار مواقع الأفران في مواقع مناسبة بعيدة عن أماكن حركة الطالبات، ويجب فحص المواقد والأفران والتأكد من نظافتها وعدم انسداد منافذ الغاز.
15. توعية الطالبات بتعليمات السلامة والتنبيه عليهم بالهدوء والنظام وعدم التزاحم أو ملامسة أبواب الأفران الزجاجية وهي ساخنة لتجنب وقوع إصابات.
16. يجب تزويد غرف الاقتصاد المنزلي بجهاز كاشف لتسرب الغاز والدخان وإنذار حريق تلقائي.
17. يجب تواجد إحدى المعلمات باستمرار بغرفة الاقتصاد المنزلي أثناء إجراء التجارب حتى يمكنها التصرف في حالة الطوارىء أو وقوع حادثة ما.
18. يجب توفير مطافئ حريق وتدريب الجميع عليها.

الساحات المدرسية

- يجب مراعاة التالي في الساحات المدرسية :

١. تجهيز ساحة المدرسة بمظلات تكفل حماية الطلاب من حرارة الشمس وإحاطتها بواق إسفنجي أو مطاطي لتجنب إصابة التلاميذ في حالة الاصطدام بها.

٢. يجب أن تكون أسقف المظلات مصنوعة من مواد غير ضارة بصحة الطلاب مثل مادة الاسبستوس. احدى الساحات المدرسية

٣. تجنب وضع كتل خرسانية أو غيرها في الأماكن التي يلعب فيها الطلاب حتى لا تتسبب في إصابتهم عند اصطدامهم بها أثناء اللعب.

٥. ضرورة توعية الطلاب بعدم التعرض المباشر لحرارة الشمس الشديدة في فصل الصيف وذلك لحمايتهم من الإصابة بضربات الشمس وحثهم على ارتداء الملابس البيضاء والخفيفة، و الإكثار من شرب الماء، و الجلوس في أماكن الظل، وتجنب ممارسه الرياضة في ساعات الحر.

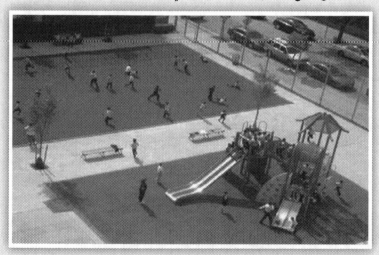

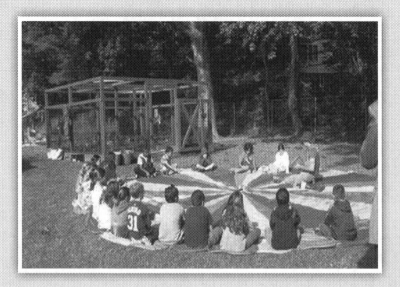

الحديقة المدرسية:

الحديقة المدرسية متنفس لتلاميذ المدرسة ولضمان صحة وسلامة التلاميذ

يجب الأخذ في الاعتبار ما يلي:

١. يجب مراعاة اختيار أنواع النباتات التي لا تشكل خطورة صحية على التلاميذ.

٢. إزالة أوراق الأشجار والأعشاب بصفة مستمرة من ساحة المدرسة حتى لا تكون سبباً في اشعال الحرائق.

٣. تجنب زراعة النباتات السامة أو المهيجة مثل: الدفلة والداتورا.

٤. تجنب زراعة النباتات ذات الأشواك مثل: الصباريات.

٥. عدم تسميد الحديقة بالأسمدة العضوية الحيوانية حتى لا تصبح مصدراً للأمراض المعدية.

٦. إزالة خلايا النحل لضمان سلامة التلاميذ من مخاطرها.

المقصف المدرسي

اشتراطات أثناء إنشاء المقصف:

- يجب أن يكون المقصف في موقع متوسط من المدرسة بعيداً عن دورات المياه وأماكن تجمع القمامة، وذا مساحة مناسبة لعدد طلاب المدرسة، وجيد التهوية والإضاءة مع وجود مظلات تقي من أشعة الشمس.

- يتم تجهيزه بعدد مناسب من منافذ البيع على ارتفاع مناسب لطول التلاميذ. ويفضل أن تكون منافذ البيع مغطاة بمظلة للوقاية من الشمس.

- يتم وضع حواجز من الألمنيوم أو الحديد أمام المقصف لتنظيم وقوف التلاميذ أثناء الشراء وتفادياً للزحام.

- توفير مياه صالحة للشرب ومغسلة لليدين، وأن تكون أرضية المقصف والحوائط قابلة للغسل، ويفضل أن يكون الجزء السفلي من الحوائط من السيراميك أو البورسلان بارتفاع مترين.

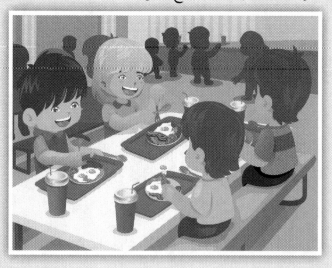

- تزود نوافذ المقصف بسلك شبكي لمنع دخول الحشرات.
- يزود المقصف بمطفأة حريق مناسبة، وثلاجات كافية لتبريد وحفظ الأطعمة، وجهاز تكييف، ودواليب محكمة لحفظ الأدوات المستخدمة في المقصف، ومروحة شفط، وأرفف وطاولات معدنية أو من الرخام، وصاعق للذباب والناموس.

- اشتراطات أثناء تشغيل المقصف:

- التأكد من نظافة المقصف.
- حصول العاملين بالمقصف على الشهادات الصحية التي تُثبت خُلوهم من الأمراض المعدية.
- يجب أن يقوم العاملون في المقصف بارتداء ملابس مناسبة واستخدام قفازات عند إعداد الطعام.
- التأكد من صلاحية الأطعمة والمشروبات التي تُقَدَّم بالمقصف من حيث قيمتها الغذائية واستبعاد المشروبات والأطعمة التي قد تضر بصحة الطلاب وبخاصة تلك التي تحتوي على مُكْسِبات الطعم أو ألوان صناعية، والتأكد من تواريخ الإنتاج ومدة الصلاحية المكتوبة على أغلفة الأطعمة والمشروبات.
- يجب أن يخضع المقصف في حالة تجهيز الأطعمة به لنظام رقابة محكم مثل ما يحدث في شروط تحضير الأغذية في المطاعم بما يحمي الطلاب من مشكلات تلوث الغذاء وفي الوقت نفسه إكسابهم سلوكيات غذائية سلبية.
- يجب مراعاة اشتراطات السلامة والصحة في عملية تخزين وحفظ الأطعمة والمشروبات لحمايتها من التلوث واستخدام الثلاجات في حفظ الأطعمة سريعة التلف.
- ضرورة توعية الطلاب والطالبات بالنظام الغذائي السليم على اعتبار أن البيئة المدرسية يجب أن تكون بيئة تعليمية صحية.

الفصل الثاني

الحرائق

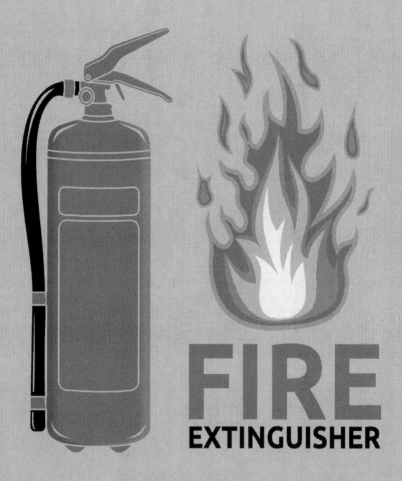

FIRE
EXTINGUISHER

مع أن الحرائق أحد الكوارث التي قد تصيب المنشأة التعليمية إلا أننا نفرد لها فصلاً خاصاً بها لأهميتها.

أسباب الحرائق

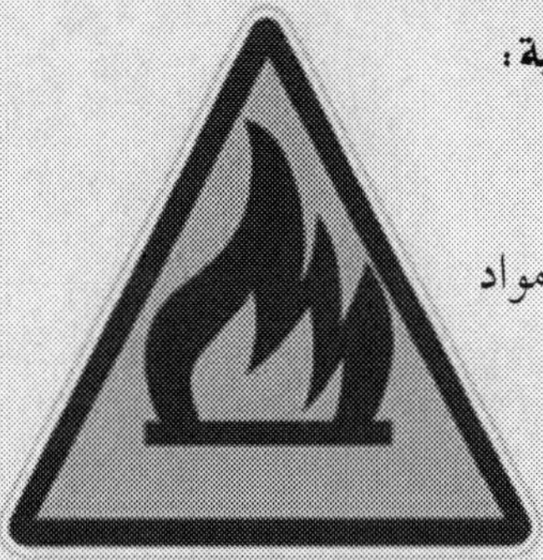

يحدث الاحتراق عند توافر العوامل التالية :

١. مادة قابلة للاشتعال:

المواد القابلة للاشتعال تكون على هيئة مواد صلبة، أو سائلة، أو غازية

- المواد الصلبة مثل: الأخشاب، القماش،الأوراق، الكرتون.
- المواد السائلة مثل: بنزين السيارات، المذيبات، الكحوليات.
- المواد الغازية مثل: البوتاجاز، الأسيتيلين، الهيدروجين.

٢. مادة مساعدة على الاشتعال :

جميع المواد تحتاج إلى الأكسجين لكي تشتعل. تبلغ نسبة الأكسجين في الجو حوالي ٢١٪، ويجب ألا تقل نسبة الأكسجين عن ١٦٪ حتى يستمر الحريق.

٣. الحرارة المطلوبة لبدء الاحتراق:

هي مقدار الطاقة اللازمة لرفع درجة الحرارة إلى مستوى الإشتعال.

٤. التفاعل الكيميائي المتسلسل للحريق:

يستمر الحريق في الاشتعال طالما وجدت العناصر الثلاثة (المادة، الحرارة، الأكسجين)، و يستمر الحريق بما يعرف بالتفاعل الكيميائي المتسلسل.

---

* يمكن الرجوع لمزيد من التفاصيل إلى موقع الانترنت الخاص بالمديرية العامة للدفاع المدني - لوائح السلامة.

- من أهم اسباب حدوث الحرائق:

١. **الكهرباء: من أكثر أسباب الحرائق نتيجة للآتي:**

   – التحميل الزائد.

   – عدم توصيل الأسلاك بطريقة سليمة.

   – تلف الأسلاك الكهربائية.

   – تلف المعدات والأجهزة الكهربائية.

٢. التدخين: يأتي التدخين في المركز الثاني بعد الكهرباء كسبب للحرائق. وتحدث معظم هذه الحرائق بسبب سقوط السجائر أو بقايا السجائر المشتعلة على الأثاث.

٣. التخزين الخاطىء والخطر للمواد القابلة للاشتعال.

٤. الجهل واللعب واللامبالاة والتخريب.

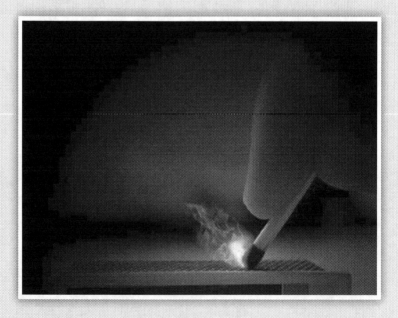

٥. الأعمال الساخنة (أعمال القطع واللحام): تحدث الحرائق بسبب أعمال القطع واللحام في أماكن تحتوي على مواد قابلة للاشتعال بسبب الشرر المتطاير، أو بسبب المعدن المنصهر وذلك في حالة إجراء عمليات اللحام والقطع بدون اتخاذ إجراءات السلامة اللازمة.

٦. اللهب المباشر: يشمل السجائر، الولاعات، الكبريت، السخانات والدفايات التي قد تتسبب في اشعال المواد القابلة للاشتعال المجاورة.

٧. الأسطح الساخنة: مثل الأفران، الغلايات...الخ حيث تنتقل منها إلى المواد القريبة الملاصقة عن طريق التوصيل الحراري وتسبب اشتعال هذه المواد.

٨. الاشتعال الذاتي: بعض المواد قد يحدث بها تفاعل كيميائي (أكسدة) بسبب ارتفاع درجة الحرارة و ذلك مثل: الزيوت النباتية والحيوانية وبقايا الدهان.

٩. الكهرباء الإستاتيكية: نتيجة الاحتكاك بين مادتين مثل: سريان المواد البترولية في أنابيب البترول إذ تتراكم شحنات كهربائية و تتحول إلى شرر قد يحدث حريقاً في أية مواد ملتهبة مجاورة.

١٠. الاحتكاك: في حالة حدوث احتكاك بين أجزاء الماكينات قد يحدث ارتفاع في درجات الحرارة مما يؤدي إلى اشتعال المواد القريبة منها.

- نقطة الوميض flash point:

هي أدنى درجة حرارة تتصاعد عندها أبخرة قابلة للاشتعال منتجة بريقاً أو وميضاً عند الاشتعال. ويمكن قياس هذه الدرجة بأجهزة خاصة.

- درجة الاتقاد الذاتي Auto ignition:

هي درجة الحرارة التي تبدأ فيها المادة بالاشتعال ذاتياً دون وجود أي مصدر خارجي للاشتعال وتعتمد درجة الحرارة على نوع المادة وطبيعتها الفيزيائية.

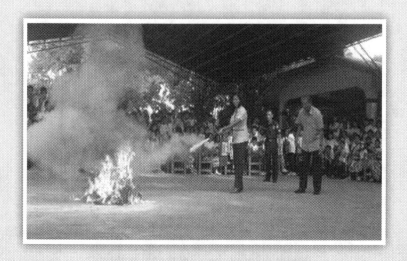

تصنيف الحرائق

تنقسم الحرائق إلى أربعة أنواع رئيسة، ويُتَّخَذُ هذا التصنيف أساساً في اختبار معدات الإطفاء المستخدمة.

١. حرائق المواد الصلبة:

تشمل هذه الحرائق المواد الصلبة القابلة للاحتراق كالخشب والفحم والمطاط والأنسجة والورق. يرافق هذا الصنف من الحرائق وهج ولهب وأبخرة ضبابية ودخان تاركة مخلفات كربونية كالفحم.

أجهزة الإطفاء الملائمة لمكافحة هذه الحرائق تحتوي عادة على عوامل التبلل والتبريد كالماء أو المحاليل المائية، بالاضافة إلى رغاوي صابونية مما يساعد على انتشار الماء على مساحة أكبر وتوغله إلى أعماق الجزء المحترق المشمول بالحريق، ومن ثم إطفاء الحريق في الأجزاء الأخرى من المادة. كما أن للماء قابلية جيدة للتبريد تساعد على خفض حرارة الحريق وإخماده.

٢. حرائق المواد البترولية:

تنتج هذه الحرائق عن المشتقات البترولية الثقيلة كالبنزين و الجازولين و الديزل وزيوت التشحيم والكحول وغيرها.

السيطرة على حرائق هذا الصنف تكمن في عزل الجزء المحترق عن أكسجين الهواء الجوي أو حجز الأبخرة القابلة للاشتعال لمنع انتشار اللهب ويمكن التوصل إلى هذه الإجراءات من خلال التالي:

- استعمال المواد المولدة للرغوة مثل: الكربونات أو الفوسفات أوالكلوريدات.
- استعمال غاز خامل مثل غاز ثاني أكسيد الكربون لأنه أثقل من الهواء و من ثم يعزل الحريق عن الأكسجين.
- استعمال السوائل المتبخرة مثل بروميد الميثل CH3Br، إذ أنها تتحول إلى غازات حال خروجها من الطفاية.

ج. حرائق المعدات الكهربائية:

هنا لابد من الاهتمام أيضاً بخطورة الصدمات الكهربائية التي قد تحدث بسبب سوء التوصيل الكهربائي.

د. حرائق العناصر الفعالة:

تشمل عناصر مثل: المغنيسيوم، الثيثانيوم، الليثيوم، الثوريوم، الصوديوم، البوتاسيوم.

المطافئ

أجهزة الإطفاء

١. أجهزة الإطفاء المائية:

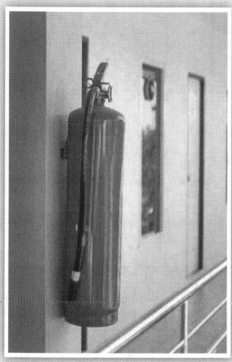

تعتبر المطافئ المائية من أكثر المطافئ استعمالاً في مكافحة الحرائق ذلك لوفرة الماء ورُخص وسُهولة استعمال أدواته، إضافةً إلى المزايا الفريدة للماء كقابليته للتبريد والتبليل و إمكانية تسربه إلى أعماق الجزء المشمول بالحريق. تعتبر المطافئ المائية فَعَّالة جداً في حرائق الصنف الأول (حرائق المواد الصلبة)، ولا يجوز استعمالها إطلاقا

مع حرائق الصنف الرابع (حرائق العناصر الفعالة) لأن الماء شديد التفاعل مع العناصر الفلزية كالمغنيسيوم والصوديوم والبوتاسيوم وغيرها. ولا يجوز استعمالها أيضاً في حرائق التيار الكهربائي أو حرائق المواد البترولية لأن المشتقات البترولية لا تمتزج بالماء، وبالتالي فإن الماء يعمل على انتشار الحريق في هذه الحالة.

يمكن زيادة فعالية المطافئ المائية بإضافة بعض المواد الكيميائية مثل غاز ثاني أكسيد الكربون مما يجعل الماء ينطلق من هذه المطافئ تحت تأثير ضغط الغاز، أو إضافة بعض المواد الكيميائية التي تمنع تجمد الماء في فصل الشتاء، أو استعمال مواد صابونية.

أكثر المطافئ المائية انتشارا هي:

- مطافئ الصودا والحامض: في هذه المطافئ يتم دفع الماء تحت تأثير ضغط ثاني أكسيد الكربون الناتج من التفاعل الكيميائي بين الصودا (بيكربونات الصوديوم) وحامض الكبريتيك.

- المطافئ المائية المضادة للتجمد Antifreeze Extinguishers: يُضاف إلى الماء كلوريد الكالسيوم. إلا أن كلوريد الكالسيوم مادة آكلة لمعدن الطفاية وعليه يجب أن تُطلَى الطفاية بطبقة من مواد مقاومة للتآكل، يُدفع ماء الطفاية إلى الخارج بواسطة غاز CO_2 المضغوط في اسطوانة صغيرة مرتبطة مع الطفاية.

- المطافئ المائية المحتوية على المواد المبللة Water Extinguishers Containing Witting agents: يمكن زيادة القدرة الإطفائية للمطافئ المائية بإضافة بعض المواد المبللة وهذه عبارة عن مواد صابونية تقلل من الشد السطحي للماء وتزيد من قابلية انتشاره على السطوح.

- المطافئ المائية الرذاذة Water Spray (Fog) Extinguishers: يكون الماء أكثر فعالية في الإطفاء إذا كان على هيئة رذاذ. المطافئ التي تعمل على هذه القاعدة ملائمة جدا لبعض حرائق المواد البترولية.

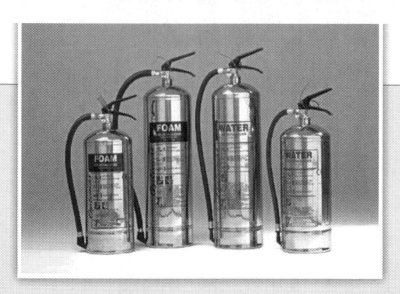

٢. أجهزة الإطفاء الرغوية Foaming Extinguishers:

هناك نوعان من هذه المطافئ هما:

- المطافئ ذات الرغوة الكيميائية Chemical Foaming Extinguishe: تحتوي هذه المطافئ على محلولين كيميائيين مفصولين عن بعضهما و تتكون الرغوة حال امتزاج المحلولين. تتأثر هذه المطافئ بدرجات الحرارة حيث تتراوح درجة الحرارة الملائمة لهذه المطافئ بين ٥ و ٥٠ درجة مئوية ذلك لأن محلول البيكربونات المستخدم فيها يميل إلى التفكك في درجات الحرارة العالية محررا ثاني أكسيد الكربون أما عند الدرجات الحرارية المنخفضة فتتبلور البيكربونات منفصلة عن المحلول. تتكون هذه المطافئ من اسطوانتين داخلية وخارجية بينهما فتحات تسمح باختلاط المحاليل عند الاستعمال.
- يذاب مسحوق بيكربونات الصوديوم في ٢ لتر من الماء لتكوين محلول تركيزه ٨٪. يوضع هذا المحلول في الاسطوانة الخارجية.
- يذاب مسحوق كبريتات الألمنيوم في لتر من الماء لتكوين محلول تركيزه ١٢٪ ويضاف له حوالي ١٢٪ من مادة رغوية مثل المواد الصابونية. يوضع هذا المحلول في الاسطوانة الداخلية.

- المطافئ ذات الرغوة الميكانيكية Mechanical Foaming Extinguishers:
تنتج الرغوة في هذه المطافئ بمزج الهواء مع محلول مخفف من المادة الرغوية. يتم المزج بواسطة مضخة خاصة. تصلح هذه المطافئ لمكافحة حرائق المواد الصلبة والبترولية.

٣-المطافئ الكيميائية الجافة Dry chemicals Extinguishers:

تستخدم في هذه المطافئ مساحيق كيميائية يمكن توجيهها نحو الحريق تحت تأثير ضغط الغاز المضغوط.

تستخدم هذه المطافئ لمكافحة الحرائق الناتجة عن الفلزات والعناصر الفعالة، ويمكن استعمالها أيضاً في مكافحة حرائق المواد البترولية وحرائق التيار الكهربائي. مما تجدر الإشارة إليه أن المساحيق قد تؤثر على بعض المعدات الكهربائية الثمينة.

٤. المطافئ الجافة المتعددة الاستخدامات
Multi purpose dry chemical Extinguishers:

هذه المطافئ ملائمة لمكافحة حرائق المواد الصُّلبة والمواد البترولية وحرائق المعدات الكهربائية إذ تبلغ فعاليتها ضعف فعالية المطافئ المائية. لهذا النوع من المطافئ بعض المزايا الأخرى منها:

- أنها أخف وزنا وأكثر ملائمة للاستعمال.
- يمكن استخدامها في درجات حرارة منخفضة تصل إلى حوالي -٢٠C درجة
- عندما لا يكون الماء ملائما كما في حرائق المكتبات تأتي هذه المطافئ في مكانها المناسب.

٥. مطافئ ثاني أكسيد الكربون Carbon Dioxide Extinguishers:

يستعمل ثاني أكسيد الكربون CO_2 لإطفاء الكثير من الحرائق فهو مُلائم لمكافحة حرائق المعدات الثمينة لأنه لا يسبب أي ضرر في منطقة الحريق ولكونه لا يشتعل ولا يساعد على الاشتعال (لأنه أثقل من الهواء) و بذا يعزل أكسجين الهواء عن الحريق. ولكونه غاز عديم اللون والرائحة وغير سام (إلا أنه خانق) لذا فإن استعماله في الإطفاء أكثر أمنا من المواد الإطفائية الأخرى التي تسبب تصاعد أبخرة وغازات سامة.

ثاني أكسيد الكربون رديء التوصيل للكهرباء لذلك يعتبر عامل إطفائي ممتاز في مكافحة الحرائق الناجمة عن التيار الكهربائي ومفيد في إطفاء حرائق الأجهزة الإلكترونية وأجهزة الاتصالات السلكية واللاسلكية.

٦-أجهزة الإطفاء المستخدمة للسوائل Vaporizing Liquid Extinguishers:

من الأمثلة على السوائل المستخدمة في هذه المطافئ: رابع كلوريد الكربون CCl_4. لهذه السوائل درجات غليان عالية نسبيًّا إلا أنها تتطاير بسهولة مُكونة أبخرة ثقيلة تحيط بالحريق وتحجزه عن الهواء الجوي.

تصلح هذه المطافئ لمكافحة الحرائق الكهربائية والسوائل الملتهبة. تطلق هذه السوائل من المطفأة إلى الخارج بواسطة غاز CO_2 المضغوط.

عند استخدام هذه المطافئ تتولد غازات وأبخرة سامة آكلة نتيجة لتفكك هذه السوائل المتطايرة. فمثلا عند استخدام رابع كلوريد الكربون يتفكك في درجات

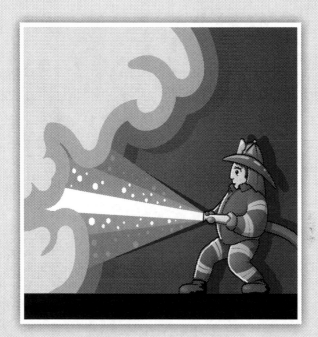

الحرارة العالية مكوناً غاز الفوسيجن $COCl_2$ السام جداً وعليه فإن استخدام هذه المطافئ مصحوب بشيء من الخطورة، وعند استعمالها يجب استخدام الأجهزة التنفسية الواقية وتهوية المنطقة بعد إخماد الحريق والأفضل تجنب استعمالها إطلاقاً. وقد منعت العديد من الدول استخدام هذه المطافئ بسبب خطورتها.

إطفاء الحرائق

لإطفاء أي نوع من أنواع الحرائق يجب إزالة عامل من العوامل الأربعة التي تسبب الحريق وهي: الوقود، الأكسيجين، الحرارة، التفاعل الكيميائي المتسلسل ويتم ذلك باتباع إحدى الطرق الأربعة الآتية:

١. تجويع الحريق: يكون بحرمانه من المواد القابلة للاشتعال التي تعتبر وقودا مغذيا للحريق وذلك بنقل الأثاث وغيره من المواد المتوفرة بمكان الحريق بعيدا عن تأثير الحرارة واللهب. كما يجب إبعاد السوائل القابلة للاشتعال من الأماكن الموجود بها الحريق.

٢. خنق الحريق: خنق الحريق لكتم النيران ومنع وصول الأكسيجين لها، ويتم ذلك إما بتغطية الحريق بالرغاوى أو استعمال غاز ثاني أكسيد الكربون الذي يحل محل الأكسيجين أو باستخدام الهالون أو البودرة.

٣. تبريد الحريق: تبريد الحريق لتخفيض درجة الحرارة وتعتبر هذه الطريقة الأكثر شيوعا في إطفاء الحرائق وذلك باستخدام المياه وتعتمد هذه الطريقة أساسا على قدرة امتصاص الماء لحرارة المواد المشتعلة.

٤. إيقاف التفاعل المتسلسل للحريق: لبعض مواد الإطفاء القدرة على إيقاف التفاعل المتسلسل للحريق، مثل البودرة، فهي توقف التفاعل المتسلسل للحريق.

التصرف في حالة الحريق:

- إخلاء الموقع من الأشخاص لضمان سلامتهم.

- فصل التيار الكهربائي لأنه المسبب لأكثر أنواع الحريق.

- كسر زجاج إنذار الحريق لتشغيله.

- إبلاغ الدفاع المدني فوراً على الرقم ٩٩٨.

- لا تواجه الحريق إذا كنت غير مزود بالأجهزة الكافية.

- أعرف نوع المادة المشتعلة وتأكد من استخدامك للطفاية المناسبة.

- إغلاق أبواب المكاتب والفصول والمعامل التي بها الحريق بعد الإخلاء منها وذلك لاحتواء الحريق والدخان داخلها.

- مكافحة الحريق إذا أمكن باستخدام أقرب طفاية مناسبة لنوع الحريق كما يأتي:
  - اسحب مسمار الأمـــان بالطفاية.
  - وجه فوهة الطفاية إلى مكـان الحريق.
  - اضغط على المقبض لتشغيل الطفاية.
- يجب أن يتم مكافحة الحريق مع اتجاه الريح وليس عكسها.
- البعد عن الحريق بحوالي ٣-٥ أمتار ثم البدء بالمكافحة.
- تأكد من أن المكان الذي تقف فيه لا يُشَكِّل خطورة عليك وأنه باستطاعتك الهروب إذا ما انتشر الحريق.
- لا تبدأ مكافحة الحريق من منتصفه بل من الأمام إلى الخلف.
- يتم تحريك طفاية الحريق لليمين واليسار أثناء مكافحة الحريق
- يكافح الحريق دائما من أسفل إلى أعلى.
- عدم ترك مكان الحريق إلا بعد التأكد تماما من إطفائه.

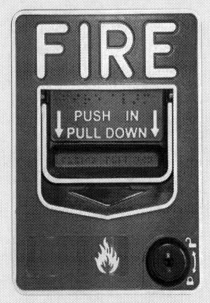

* ننبه هنا إلى أهمية التدرب المسبق لجميع منسوبي المدرسة على التصرف في حالة الحريق، بما في ذلك التدريب على استعمال طفايات الحريق والتعرف على طرق الإخلاء ومسالك الهروب.

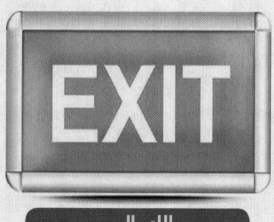

مسالك الهروب

هي مسالك تُمَكِّن الأشخاص المتواجدين في المدرسةَ من الهروبِ من أيَّةِ نقطة في المبنى إلى خارجة مباشرةً أو إلى ساحة أو مكان آمن من الحريق أو أي كارثةٍ أخرى في أسرع وقت ممكن وبدون حدوث أيَّة خسائر.

- تتضمن مسالك الهروب:

١. **مسار الوصول إلى المخرج** Exit Access:

هو ذلك الجزء من مسلك الهروب الذى يؤدى إلى المخرج.

٢. **المخرج** Exit:

هو ذلك الجزء الذي يؤدى من مسار الوصول إلى منفذ المخرج ومنه إلى طريق عام أو إلى ساحة أمنة.

٣. **منفذ المخرج** Exit Discharge:

هو ذلك الجزء من مسلك الهروب الذي يبدأ من نهاية المخرج وحتى الطريق العام أو الساحة الآمنة.

- المتطلبات الأساسية لمسالك الهروب:*

١. يجب توفر مخارج كافية ومناسبة لإخلاء وهروب جميع شاغلى المبنى فى حالات الطوارىء.

٢. غير مسموح بوجود أقفال أو أية أجهزة تمنع الهروب فى حالات الطوارىء فيما عدا بعض الحالات الخاصة مثل: السجون ومستشفيات الأمراض النفسية.

٣. يجب أن تكون مسالك الهروب واضحة ومعروفة لدى شاغلي المبنى.

٤. يجب ألا يقل الارتفاع الخالص لأى جزء من مسالك الهروب عن ٢١٥ سم.

٥. يجب ألا يقل الارتفاع من الأرضية إلى أية بروزات أسفل السقف (مثل كشافات الإضاءة) عن ٢ متر.

٦. أي باب لا يكون من ضمن مسالك الهروب يجب أن يثبت عليه لافتة يكتب عليها (هذا الباب لا يستخدم فى الهروب) (Not an Exit).

٧. يجب توفير إضاءة كافية بالقرب من مخارج الهروب وتكون مزودة بمصدر آخر للكهرباء مثل المولد الكهربائى الاحتياطى.

٨. يجب تثبيت لافتات واضحة على مخارج الهروب EXIT بحيث لا يقل ارتفاع الحرف الواحد عن ١٥ سم.

٩. فى حالة ما يكون الوصول للمخرج عبر طرق غير مستقيمة أو أن يكون المخرج غير واضح يتم تثبيت لافتات إرشادية (أسهم) للوصول إلى المخرج.

١٠. غير مسموح بتثبيت مرايات بالقرب من مخارج الطوارىء.

تلك هي المتطلبات الأساسية، ويرجع إلى مزيد من التفاصيل فى اللوائح والاشتراطات التي حددتها المديرية العامة للدفاع المدني فى موقعها على الإنترنت.

- **مخارج الطوارىء:**

- المبانى المكونة من ثلاثة طوابق أو أقل تكون مواد الإنشاء بها مقاومة للحريق لساعة واحدة على الأقل.
- المبانى المكونة من أربعة طوابق أو أكثر تكون مواد الإنشاء بها مقاومة للحريق لساعتين على الأقل.
- تكون جميع الأبواب من المواد المقاومة للحريق (Fire Doors) وتغلق أتوماتيكيا.
- سلالم الهروب تكون ذات ضغط موجب بالنسبة لبقية المبنى لمنع تسرب الدخان إلى داخل مسالك الهروب فى حالات وجود حريق.

عدد الاشخاص المسموح بخروجهم من كل مخرج ٦٠-١٠٠ شخص اعتماداً على نوع الحريق وشدته.

- **المتطلبات العامة لمسالك الهروب الصادرة من الدفاع المدني:**

يجب أن تتوفر في المباني والمنشآت والمحلات مسالك للهروب، تتكون من أجزاء مختلفة مثل: الممرات والأدراج والشرفات والجسور والمنحدرات والأبواب والمخارج وغير ذلك. تشكل في مجموعها وحدة متكاملة.

يجب أن تجهز جميع المباني والمنشآت والمحلات الخاضعة لترخيص الدفاع المدني بمعدات مكافحة الحريق والإنذار، والوقاية المناسبة، وفقاً لشروط الدفاع الوطني.

لا يجوز إجراء أي تعديل أو إضافة على المبنى المدرسي من شأنه الإخلال بهذه الشروط، كما لا يجوز تبديل طبيعة استغلال المبنى ما لم تُعدل مسالك الهروب.

وللدفاع المدني الحق في وضع الشروط التي يراها مناسبة للحالات الاستثنائية التي لم يرد فيها نص، أو يرى فيها خطورة حريق غير عادية.

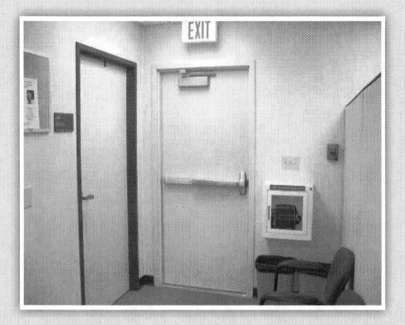

- سعة مسالك الهروب وحمل الأشغال

يجب تحديد حمل الإشغال لمساحة معينة على أساس عدد الأشخاص المتوقع تواجدهم في وقت واحد في نفس المكان، تقدير حمل الإشغال الكلي هام لوضع مواصفات مسالك الهروب.

يتم تقدير حمل الإشغال بقسمة مساحة المكان على المساحة المتوقعة للشخص الواحد في نفس المكان.

الجدول الآتي يبين بعض معامل الإشغال:

- الفصول الدراسية ١,٩ متر مربع
- المعامل ٤,٦ متر مربع
- المكاتب ٩,٣ متر مربع

- عدد مخارج الطوارئ

يحدد الحد الأدنى لعدد المخارج وعرض المخرج حسب الجدول التالي:

عدد الأشخاص	عدد المخارج	العرض الصافي الأدنى للمخرج
عدد أقصاه ٢٠٠ شخص	٢	٩٠ سم
عدد أقصاه ٣٠٠ شخص	٢	١٢٢ سم
عدد أقصاه ٥٠٠ شخص	٢	١٥٢ سم
عدد أقصاه ٧٥٠ شخص	٣	١٥٢ سم
عدد أقصاه ١٠٠٠ شخص	٤	١٥٢ سم

(المصدر: المديرية العامة للدفاع المدني)

- المسافة للوصول للمخرج Travel Distance:

- هي طول المسار للوصول من أي نقطة في المبنى إلى المخرج.

- في حالة المباني غير المحمية بواسطة مَرَشَّاتِ المياه Sprinkler System يجب ألا تزيد عن ٦٠ متر.

في حالة المباني المحمية بواسطة مَرَشَّاتِ المياه يجب ألا تزيد عن ٧٦ مترا.

- اشتراطات الدفاع المدني لمسالك الهروب:

١. لا يجوز أن يمر مسلك الهروب من خلال غرفة أو مكان قابل للغلق، كما لا يجوز أن يمر بالقرب من مكان تتواجد فيه خطورة حريق ما لم يفصل عنه بحاجز مانع لانتشار الحريق.

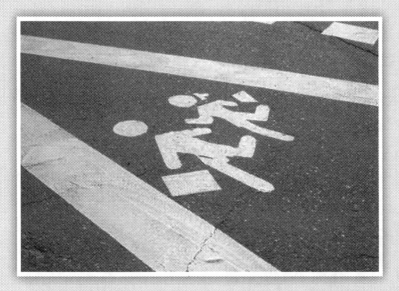

٢. في حالة استمرار مسار مسلك الهروب إلى ما تحت مستوى المخرج النهائي (كما في حالة استمرار الدرج إلى السرداب)، يجب أن تقطع الاستمرارية بجدار مانع لانتشار الحريق حتى لا ينتهي مسلك الهروب خطأ إلى السرداب لما في ذلك من خطورة.

٣. تثبت لوحات إشارة وأسهم لما في ذلك من خطورة على امتداد مسلك الهروب توضح اتجاه الطريق، وإذا اعترض المسار أي باب يؤدي إلى مكان خطر أو نهاية مغلقة فيجب أن توضع على ذلك الباب لوحة تحذير صريحة وواضحة.

٤. لا يجوز تغطية مسالك الهروب بأية مادة قابلة للاحتراق أو قد تسبب الانزلاق أو التعثر.

٥. لا يجوز وضع أو تركيب أي نوع من قطع الأثاث أو الحواجز أو المعدات أو أي شيء ثابت أو متحرك من شأنه أن يقلل من اتساع مسلك الهروب أو يعوق استعماله.

٦. يجب أن يبقى مسلك الهروب دائما في حالة صالحة للاستعمال ويحظر استعماله لأي غرض غير الغرض المصمم لأجله.

٧. تثبت حواجز واقية من السقوط في مسالك الهروب) كالطرف الخالي من الدرج أو أعلى حافة الأسطح) ولا تعتبر ألواح الزجاج وما يماثلها حواجز واقية.

٨. يجب توفير التهوية الطبيعية أو الميكانيكية الكافية لمسالك الهروب.

٩. توفر الإنارة الطبيعية أو الصناعية الكافية لمسالك الهروب.

العلامات الارشادية

- يجب أن تجهز مسالك الهروب بالعلامات الإرشادية المطلوبة وتوضع في الأماكن المناسبة وكذلك أية تعليمات تتعلق بالسلامة عامة.

- يجب أن تكون الإرشادات ذات حجم ورمز ولون مناسب وفقا للمواصفات الفنية للدفاع المدني بحيث تبدو واضحة، كما لا يجوز وضع أية عوائق تحول دون رؤيتها.
- تثبيت علامة (مخرج) على المخارج مباشرة، وعلامة (مخرج مع سهم) للدلالة على اتجاه مسار الهروب.

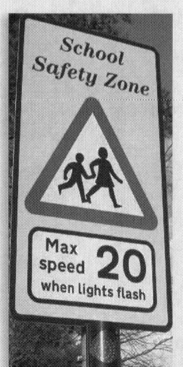

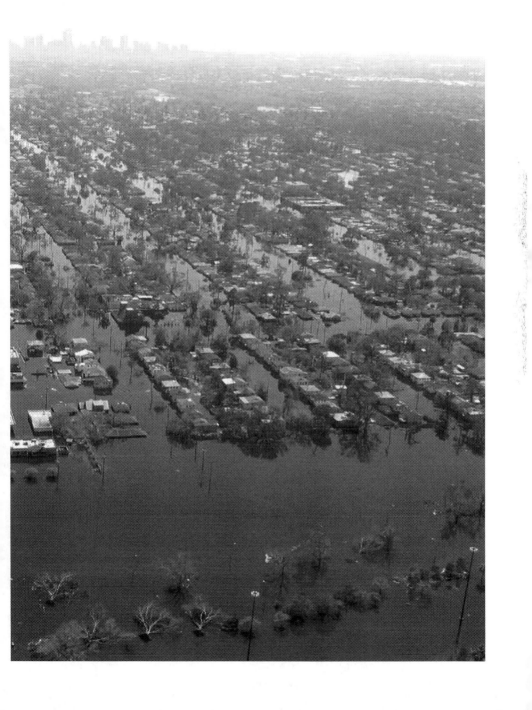

الفصل الثالث

خطط الإخلاء والطوارئ

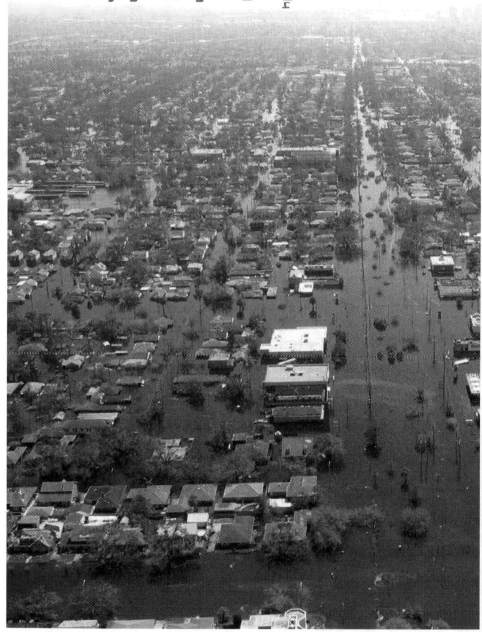

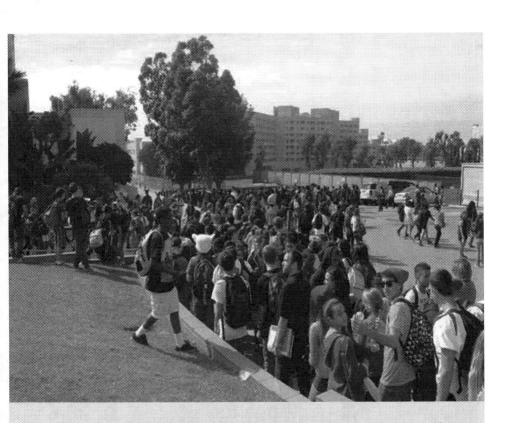

خطط الإخلاء والطوارىء

الهدف:

تهدف خطة الطوارىء والإخلاء إلى توفير الحماية الشاملة للأفراد والمنشآت. ولما كانت المنشآت التعليمية تضم تجمعات كبيرة من الطلاب يجب إعداد خطة شاملة لمواجهة الكوارث والحالات الطارئة التي قد تتعرض لها المنشآة التعليمية تتضمن كيفية إخلاء المبنى من شاغليه في الحالات الطارئة واتخاذ كافة الإجراءات اللازمة لتأمين سلامتهم وكفالة الطمأنينة والاستقرار والأمن لهم، كما يجب تدريب العاملين والطلاب وذوي الاحتياجات الخاصة (المعاقين والمكفوفين والصم) على هذه الخطط.

الإجراءات الوقائية

- الإعداد والتدريب المسبق على:
- الاستعداد النفسي لمواجهة الأخطار.
- معرفة مسالك الهروب.
- التنظيم الجماعي وقت الطوارىء.
- تنمية روح التعاون وعدم الهلع الذي قد يؤدي إلى وفيات وإصابات نتيجة الدهس والتدافع.
- التعامل مع الحدث بفاعلية، والسيطرة على الخطر، والعمل على تقليل الخسائر من خلال استخدام الوسائل الفعالة.
- إدارة الأزمات والحالات الطارئة بالمدرسة وتحديد الواجبات والمهام والأدوار المنوطة بمنسوبي المدرسة.
- توافر خطط الأمن والسلامة والإخلاء في حالات الطوارىء:

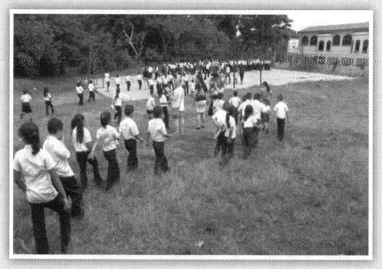

يجب توافر خطط مكتوبة للأمن والسلامة والإخلاء تحتوي على العناصر الآتيه كحد أدنى:

١. طرق الإبلاغ عن الحالات الطارئة.

٢. مسالك الهروب.

٣. طريقة إحصاء أعداد المقيمين والزوار للتأكد من عدم وجود أشخاص داخل المبنى فى حالات الطوارىء.

٤. طرق الإنقاذ وتقديم الخدمات الطبية.

٥. تحديد المجموعات (مجموعة الإخلاء – مجموعة الإطفاء – مجموعة الإسعاف والإنعاش القلبي والرئوي... إلخ) مع تكليف أعضاء من الهيئة التعليمية والإدارية بالإشراف على كل مجموعة.

٦. ضرورة توافر نظام للإنذار ضد الحريق.

٧. التدريب المستمر على عمليات (الإخلاء-الإطفاء- الإسعاف والإنعاش القلبي الرئوي).

٨. توفير مهمات الوقاية الشخصية المستخدمة في حالات الطوارئ.

٩. صيانة دورية لمعدات مكافحة الحرائق والإنذار.

١٠. التحديد المسبق لنقاط التجمع.

١١. التأكد من تأمين الاحتياجات المطلوبة (مكبرات صوت – كشافات- صفارات – بطانيات صوفية).

١٢. التنسيق مع الدفاع المدني لإجراء تجارب على عمليات الإخلاء.

- واجبات منسوبي المدرسة في حالات الطوارىء:

- التحلي بالهدوء وعدم الارتباك.

- إيقاف العمل فوراً.

- قطع التيار الكهربائي عن المدرسة.

- عدم استخدام المصاعد الكهربائية.

- التوجه إلى نقاط التجمع عبر مسالك الهروب.

- عدم الركض أو التدافع.

- عدم العودة إلى المبنى مهما كانت الأسباب إلا بعد الإذن بذلك من المسئولين.

- نقطة التجمع

مكان تجمع الأشخاص الذين تم اخلاؤهم من مكان الخطر في مكان آمن يتصف

بأنه :

- خال من المعوقات.
- توفر مسالك آمنه له وسرعة الوصول إليه.
- يكون بمسافة بعيدة نسبياً عن مكان الخطر.
- توفر الإسعافات الأولية فيه.

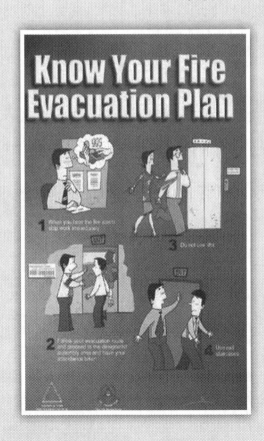

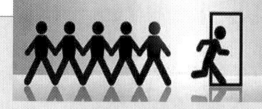

فريق الطوارئ

تكوين فريق الطوارئ

يشكل فريق الطوارئ من منسوبي المدرسة (مدرسين وإداريين وطلاب). توزع عليهم مهام محددة عليهم أن يتبعوها في حالة وجود خطر أو كارثة في المدرسة. هذه المهام يجب أن تكون مكتوبة وعليهم أن يتدربوا عليها. الهدف الذي يجب أن يتحقق في المدرسة هو ثقافة الحفاظ على الأمن والسلامة.

وتبعاً لطبيعة المدرسة وحجمها وعدد منسوبيها قد يكون من الأفضل تشكيل مجموعات من فريق الطوارئ كل مجموعة تختص بجانب من جوانب الأمن والسلامة. مثال ذلك: مجموعة الإخلاء، ومجموعة مكافحة الحريق، ومجموعة الإسعافات الأولية.

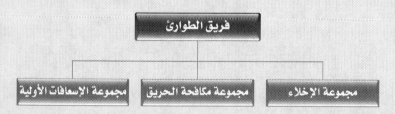

مهام مجموعة الإخلاء:

- تحديد نقاط التجمع بالمبنى أو خارجه والتأكد من معرفة منسوبي المدرسة بها.
- توجيه الأشخاص إلى مسالك الهروب ومخارج الطوارئ.

- التأكد من عدم وجود أشخاص في منطقة الخطر.
- البدء بالإخلاء من المناطق الأكثر تعرضاً للخطر.
- تبدأ عمليات الإخلاء من الدور الأرضي.
- التحقق من مغادرة جميع القاطنين بالفصول والإدارة خارج منطقة الخطر.
- تكون عمليات الإخلاء بشكل منظم لتفادي عمليات الدهس وحدوث الإصابات والوفيات - لا قَدر الله -.
- في حالة عدم وجود مخارج طوراىء يكون الخروج من السلالم على أن يكون النزول من الجانبين الأيسر والأيمن بحيث تكون منطقة الوسط للسلم مخصصة تستخدم للدفاع المدني.
- التأكد من عدم تخزين أشياء عند مخارج الطوارىء.
- تأمين ميكروفونات تعمل بالبطاريات الجافة لاستخدامها للتوجيه في حالة الإخلاء.
- التدريب المستمر على عمليات الإخلاء.

مهام مجموعة مكافحة الحرائق:

- معرفة مواقع عدادات الكهرباء لفصل التيار الكهربائي عند الضرورة.
- سرعة التوجه لمكان الحريق بثقة وثبات والالتزام بالهدوء وإبلاغ الإدارة عنها ومحاولة السيطرة عليها قبل استفحالها وذلك بالوسائل المتوفرة بالمنشأة.
- معرفة مواقع جميع المطافئ وفحصها باستمرار والتأكد من وضعها في مكان بارز بحيث تكون في متناول اليد، ووضع اللوحات الإرشادية الدالة على مكانها وكيفية استخدامها.
- معرفة كيفية استخدامها والتدريب عليها حسب التعليمات الموجودة وإعادة تعبئتها.

مجموعة الإسعافات الأولية

الإسعافات الأولية هي: الخدمة الطبية الأولى التي تقدم للمصاب في المدرسة لتقليل المضاعفات إلى أن يتم نقله لأقرب مستشفى أو مركز صحي. الهدف من إسعاف مريض الحالات الطارئة هو إبقاء العلامات الحيوية لديه من تنفس وضغط ونبض ودرجة حرارة حول معدلاتها الطبيعية.

- تدريب منسوبي المدرسة على الإسعافات الأولية ومباديء الإنعاش القلبي والرئوي حتى يتمكنوا من التعامل مع الحالات الطارئة.
- توفير مستلزمات الإسعافات الأولية في مكان محدد.
- استقبال منسوبي المدرسة في نقاط التجمع بعيداً عن مواقع الخطر.
- تهدئتهم وتخفيف حدة الهلع ورفع الروح المعنوية بينهم.
- تقديم خدمات الإسعافات الأولية والإنعاش القلبي الرئوي.

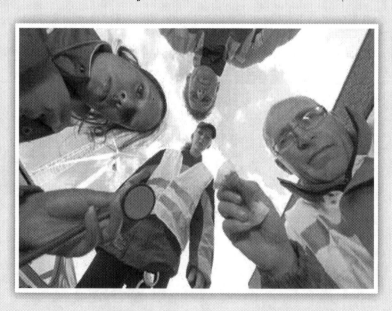

أحد الجماعات المدرسية

- تدريب منسوبي المدرسة على الإسعافات الأولية ومباديء الإنعاش القلبي الرئوي حتى يتمكنوا من التعامل مع الحالات الطارئة.
- حاول أن تكون هادئاً منضبط الأعصاب فالارتباك يؤدي إلى نتائج عكسية.
- أبلغ الدفاع المدني على هاتف (٩٩٨) بطلب المساعدة واعط اسم المدرسة ونوع الحادث.
- حاول أن تفصل الكهرباء من مصدرها الرئيس إذا لم يكن هناك خطر عليك.
- إبلاغ أعضاء المجموعات عن الحالة للقيام بمهامهم.
- كافح الحريق باستخدام طفاية الحريق المناسبة وإبعاد المواد القابلة للاشتعال إن أمكن.

الواجب على إدارة المدرسة مراعاة

- التأكد من وجود خطه للأمن والسلامة والإخلاء في حالات الطوارئ مكتوبة ومعروفة لجميع منسوبي المدرسة والتدريب عليها.
- التعاون والتواصل مع إدارة الدفاع المدني لتدريب منسوبي المدرسة على الإخلاء في حالة حدوث أزمة طارئة.
- التأكد من أن جميع أبواب مخارج الطوارئ والممرات المؤدية إليها مفتوحة طيلة فترات الدوام الرسمي وأن تكون سهلة الفتح للخارج (اتجاه اندفاع الأشخاص).
- التأكد من أن جميع منسوبي المدرسة على معرفة تامة بمسالك الهروب وأن تكون لديهم الدربة على استخدامها.
- التأكد من خلو كافة مسالك الهروب من العوائق وأن تكون واضحة تماماً لمنسوبي

المدرسة مع توفر اللوحات الإرشادية الدالة عليها.

- تشكيل مجموعات الأمن والسلامة والإخلاء لتنفيذ الأعمال المنوطة لهم مع تحديد الأدوار حتى يكون كل عضو مُلِمّاً بالدور المطلوب منه.
- التأكد من أن جميع أجهزة الإنذار تعمل بكفاءة.
- التأكد من توفر أجهزة المكافحة الأولية للحرائق وأن تكون صالحة للاستخدام الفوري.
- التأكد من توفر المستلزمات الطبية اللازمة للإسعافات الأولية والإنعاش القلبي الرئوي.
- الاطلاع على التوجيهات الصادرة من إدارة الدفاع المدني وتنفيذها.
- تنفيذ برامج للتدريب الدوري على خطط الطواريء والإخلاء.

لكي تكون خطة الاخلاء والطواريء فعالة يجب مراعاة

- تدريب الكادر التربوي والإداري والطلاب والعمال.
- التأكد من توفر معدات وأدوات ومتطلبات السلامة في المدرسة (إنذار تلقائي - كاشف دخان - جرس إنذار - الصيانة الوقائية... الخ.
- المتابعة الدورية لإرشادات وتعليمات لجان السلامة بالإدارة التعليمية والدفاع المدني.
- وضع خطط تدريبية لجميع الطلبة والعاملين لخطط الإخلاء وتنفيذها.بشكل دوري.
- عمل برامج تثقيفية تستهدف السلامة العامة في المدرسة لكافة العاملين والطلاب.

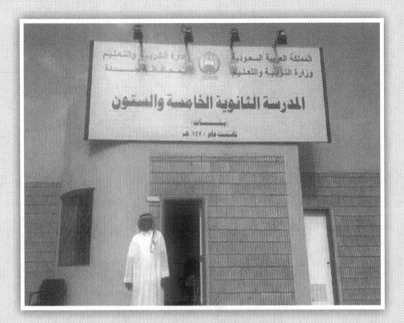

الحارس المدرسي

- غرفة الحارس المدرسي:

- يجب إنشاء غرفة للحارس عند بوابة المدرسة.

- تجهز الغرفة بمعدات السلامة مثل: مطافئ الحريق ولوحة إنذار الحريق الرئيسة للمدرسة.

- يجب توفير خط اتصال سريع بالشرطة والدفاع المدني والهلال الأحمر.

واجبات الحارس المدرسي

الحارس مسؤول عن حفظ أمن وسلامة المبنى المدرسي ومايحتويه من أجهزة ومعدات وأغراض أثناء فترة دوامه (من لحظة تسلمه الدوام المدرسي إلى حين

تسليم الحارس التالي إن وجد) وتشمل واجباته الآتي:

- حراسة المدرسة وتسجيل بيانات الزوار في السجل المُعَدّ لذلك أثناء فترة الدوام المدرسي وعدم السماح لأي شخص بدخول المدرسة بعد انتهاء الدوام إلا بتصريح.
- المعرفة التامة بكافة مكونات المبنى المدرسي ومابها من مداخل ومخارج وأبواب طوارىء ومعدات وتجهيزات السلامة والغرض من وجودها وطرق تشغيلها وإيقافها عند الضرورة.
- العلم التام بمواقع أجهزة الإطفاء والإنذار ومدى صلاحيتها لاستخدامها في حالات الضرورة.
- المعرفة التامة باستخدام أجهزة الإطفاء.
- التأكد من عدم وجود أي مخلفات قابلة للاشتعال أو تشكل خطورة على المبنى وإشعار إدارة المدرسة بأي ملاحظات.
- يجب على الحارس بعد انتهاء الدوام وانصراف الطلاب والعاملين القيام بالآتي:
- التأكد من إغلاق جميع الأبواب.
- التأكد من فصل التيار الكهربائي وإغلاق مصادر الغاز عن التجهيزات والآلات.
- التأكد من إطفاء الأنوار والمكيفات والمراوح (وخاصة مراوح الشفط) وصنابير ومحابس المياه.
- المرور الدائم بالمبنى بعد خروج العاملين والتركيز على أماكن الخطورة واتخاذ الإجراء الفوري حِيَال ماقد يوجد من ملاحظات.
- التفتيش على المبنى من الخارج والتأكد من سلامته وعدم وجود أي مواد خطرة أو مخلفات قابلة للاشتعال بجواره.

– الاتصال بالدفاع المدني وإدارة المدرسة والشرطة فوراً عند وجود مايهدد سلامة المدرسة من حريق أو نحوه.

– القيام بتحرير تقرير يومي عند نهاية النوبة على أن يتضمن كافة الملاحظات وماتم اتخاذه من إجراءات، ويُعْرَض في حينه على المسئول المباشر.

– يجب أن يتم تسليم وتسلم المدرسة من قبل الحراس على نموذج رسمي يتم فيه تحديد كافة الملاحظات والإجراءات التي تمت خلال فترة الدوام.

واجبات ومسؤوليات الحارس في حالة الطوارئ:

في حالة وقوع حادث أو حريق أثناء فترة دوام الحارس عليه أن يقوم بالمهام التالية :

– التحقق من قفل جميع محابس الغاز وفصل التيار الكهربائي بمكان الحادث.

– إبلاغ المسؤول المباشر فورا بالحادث.

– إرشاد العاملين والطلاب وجميع الموجدين في المدرسة إلى أقرب المخارج حتى يتم خروجهم وتجمعهم في المكان المخصص لذلك.

– إرشاد فرق الدفاع المدني والهلال الأحمر لمكان الحادث.

– تجميع البيانات والمعلومات عن الحادث وإعداد تقرير بذلك.

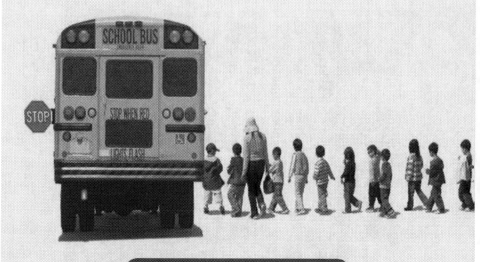

النقل المدرسي

يقع على عاتق أولياء الأمور والإدارات المدرسية والأجهزة المعنية بنقل التلاميذ من وإلى المدارس مسؤولية كبيرة في الحفاظ على سلامتهم.

- مسؤوليات إدارة المدرسة:

- التأكد من وجود اللوحات الإرشادية والتنظيمية والتحذيرية في منطقة المدرسة مثل: لوحات تحديد منطقة التحذير المبكر و تخفيض السرعة.

- منطقة التحذير المبكر هي المنطقة المحيطة بالمدرسة، نصف قطرها حوالي ١٠٠م، والغرض منها تحذير السائقين قبل دخولهم إلى منطقة المدرسة.

- منطقة تخفيض السرعة هي المنطقة المحيطة بالمدرسة، نصف قطرها حوالي ٥٠م، يستخدم فيها وسائل تخفيض السرعة مثل المطبات الصناعية لإجبار سائقي المركبات إلى تخفيض السرعة.

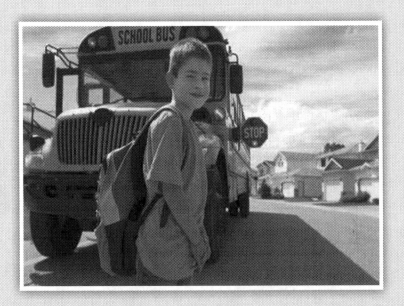

– التأكد من فصل مواقف السيارات عن ساحة المدرسة بحواجز مناسبة تمنع تجاوز التلاميذ العشوائي لها، الأمر الذي يُؤَمِّن حمايتهم ويمنع إصاباتهم.

– الإشراف على عملية صعود التلاميذ إلى الحافلات المدرسية ونزولهم منها ضمن حرم المدرسة أو خارجها.

– وضع مراقب داخل كل حافلة مدرسية.

– إلزام سائقي الحافلات المدرسية التقيّد بقوانين السواقة الدفاعية، ومراقبة مدى التزامهم بها.

– توعية سائق المدرسة حول طبيعة مهمته كسائق مركبة تقل تلاميذ يتوجب عليه المحافظة على حياتهم وسلامتهم عبر اتخاذه أقصى درجات الحيطة والحذر والالتزام بالسلوك الحسن والأخلاق الحميدة.

– الاهتمام بالحافلات والعمل دائماً على تجديدها وصيانتها خاصة الإطارات

والفرامل، ووضع حماية للشبابيك وإجراء صيانة مستمرة للمقاعد لإبقائها ثابتة، وتغليف أجزائها المعدنيّة بالإسفنج الواقي المناسب حفاظاً على سلامة التلاميذ.

- التفتيش الدوري على الحافلة للتأكد من توفر وسائل السلامة واللوحات الدالة على أن الحافلة مخصصة للنقل المدرسي.

واجبات الأسرة:

- إيصال أولادهم شخصياً إلى المدرسة، واستعمال جسور المشاة والأرصفة، و إذا تعذَّر استعمال الرصيف فيكون المشي عكس وجهة سير السيارات مع جعل الطفل يمشي بجانب مرافقه من جهة الداخل بعيداً عن حركة المرور.

- في حالة المشي الجماعي يجب السير فرداً فرداً الواحد خلف الآخر. وعدم وضع سماعات الأذن للاستماع إلى الموسيقى لأنها تمنع سماع صوت اقتراب المركبات وأبواقها التحذيرية. عدم التردد في طلب المساعدة من شرطي السير في الحالات الصعبة.

- في حال إيصال الأهل أولادهم بالسيارة، عليهم القيادة بحذر وتجنب السرعة حتى في حالة التأخر، ومراعاة أصول السلامة داخل السيارة من حيث استعمال كراسي وأحزمة الأمان بشكل صحيح.

- عدم وضع الصغار في المقعد الأمامي أو احتضانهم، ومنع الأطفال من إخراجّ رؤوسهم وأيديهم من النوافذ

- على الأهل ايصال الأطفال إلى داخل حرم المدرسة وتنبيههم على طريقة الانتظار للعودة إلى المنزل.

مسؤوليات سائق الحافلة :

- أن يكون على مستوى من الخلق وحسن التعامل مع الطلاب.

- عدم تحريك السيارة إلا بعد الاطمئنان على ركوب ونزول جميع الطلاب وأخذ أماكنهم جيدا حيث أنه مسؤول مسؤولية مباشرة عن سلامتهم أثناء نقلهم.

- لا يجوز نقل أي راكب مع الطلاب سوى المصرح لهم من العاملين بالمدرسة، أو حمل أي أغراض خاصة مع السائق أثناء عملية النقل.

- الالتزام بعدم التدخين في الحافلة أو أمام الطلاب.

- الالتزام بقواعد المرور.

- عدم تجاوز السرعة القانونية أثناء القيادة.

- إغلاق باب المركبة عند السير وعدم فتحه إلاّ عندما تتوقف الحافلة تماماً لصعود أو نزول التلاميذ.

- استعمال الأضواء الجانبيّة أثناء التوقف.

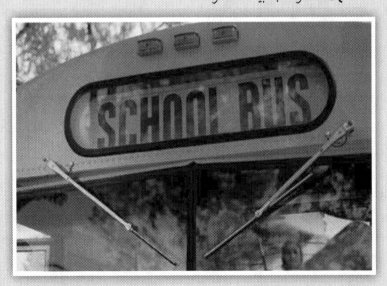

- إيقاف المركبة بمحاذاة الرصيف الأيمن عند صعود أو نزول التلاميذ وعدم الوقوف وسط الطريق.
- أن يكون باب المركبة محاذياً لباب المدرسة وباب المنزل أثناء نزول التلاميذوصعودهم للحافلة وعدم ترك مسافة لمرور سيارة بين الحافلة وباب البيت أو المدرسة.
- ضرورة حصول السائقين على دورات تدريبية في السلامة ومكافحةالحريق والإسعافات الأولية لضمان التصرف السليم في الحالات الطارئة مثل: الحريق أو الحادث.
- التحلي بجسم وعقل سليم خالٍ من الأمراض والعاهات وأن يكون ذا كفاءة ومهارة وخبرة واسعة في القيادة.
- عدم التدخين أو تعاطي الكحول والمخدرات.
- أن يستخدم حزام الأمان.
- أن يخضع دوريّاً للفحص الطبي والمعاينة المستمرة.

عناصر السلامة في وسيلة النقل:

- ألا يتجاوز العمر التشغيلي للحافلة (١٠) سنوات من تاريخ صنع السيارة.
- أن تكون الحافلة بحالة جيدة ومعتمدة فنياً من الفحص الدوري أو ورشة معتمدة.
- يجب أن تكون المقاعد مثبتة جيدا بأرضية السيارة، ومريحة وبحالة جيدة.
- تركيب أحزمة أمان ثلاثية التثبيت في المقاعد الأمامية ومقعد السائق.
- يجب أن تكون النوافذ مثبتة جيدا، وأن يكون زجاجها الأمامي والخلفي من النوع المأمون.

- ضرورة وجود مرايا تمكن السائق وهو في مقعده من رؤية الظروف المحيطة بأبواب السيارة وما بداخلها.

- عدم السماح بتركيب مقاعد إضافية (ثابتة/ متحركة) بممر الحافلة.

- أن تكون الحافلات المستأجرة مطابقة للشروط والمواصفات التي تحددها إدارة التربية والتعليم والمرور.

- أن تكون رخصة تأمين الحافلة سارية المفعول وشاملة الركاب.

- توفير شروط السلامة المرورية التي حددتها لائحة قانون المرور واللائحة الخاصة بالنقل المدرسي.

- تزويد الحافلة بجهاز إطفاء حرائق صالح للاستعمال وفي متناول يد السائق. كذلك تزويدها بصندوق إسعافات أولية.

- كتابة عبارة (حافلة/ مركبة نقل طلاب) على جميع جهات الحافلة وتحذير بالوقوف المتكرر ويفضل كتابة هاتف المدرسة على الحافلة.

- الاهتمام بنظافة الحافلة بصفة دورية.

- اختبار الفرامل بصفة دورية وصيانتها.

- التأكد من صلاحية المصابيح.

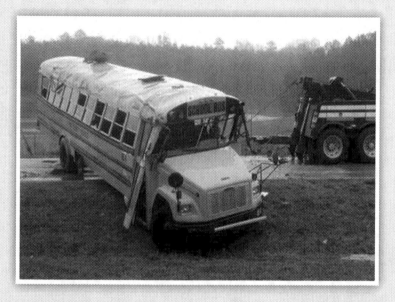

الإصابات في الحافلات المدرسية

أ- الإصابات داخل الحافلة

في جميع الأحوال وعند وقوع إصابة بين المنقولين يتوجب على سائق الحافلة القيام بالآتي:

١. إيقاف الحافلة فوراً دون تأخر في مكان آمن لا يعرض سلامة المنقولين والحافلة للخطر.

٢. تفقد حالة الطالب/الطالبة المصابة وتحديد درجة الخطورة والتي يعتمد التصرف التالي عليها.

٣. على السائق التصرف مع الحالات التالية على أنها حالات خطرة:
- حالات الإغماء، الدوار، القيء.
- اشتباه الإصابة بكسور في الأطراف أو أي مكان آخر من الجسم (تورم، عدم القدرة على الحركة).

- الإصابة بجروح قطعية غائرة مصحوبة بنزيف شديد.

- الإصابة بجروح بارزة في عدة أماكن من الجسم.

- الإصابات التي لا تمكن المصاب من السير دون مساعدة.

- نزيف الأنف المستمر.

- صعوبة التنفس.

- حالات الخوف الشديد أو الهياج.

- يتوجب على السائق اتخاذ الإجراءات التالية في الحالات الخطرة:

- الاتصال بالشرطة للتبليغ إذا كانت الإصابة نتيجة اعتداء أو حادث مروري والاتصال بالهلال الأحمر لنقل المصاب إلى أقرب مركز للعلاج.

- الاتصال بإدارة المدرسة أو المسؤول المباشر للإبلاغ عن الحالة.

- تلقي التعليمات من إدارة المدرسة أو المسؤول المباشر والالتزام بتنفيذها.

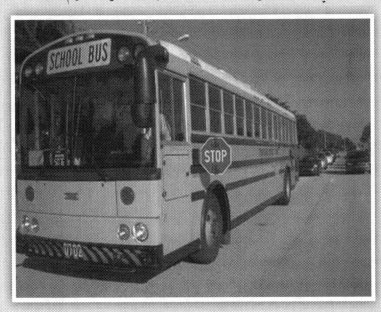

- يلتزم السائق خلال نقل المصاب إن اضطر لنقله بالحافلة بما يلي:

١. عدم تجاوز السرعة القانونية أثناء القيادة.

٢. الالتزام بقواعد السير والمرور كاملة.

٣. عدم تعريض بقية المنقولين للخطر.

٤. عدم استخدام جهاز التنبيه بصورة متواصلة وملفتة لانتباه مستخدمي الطريق والاكتفاء بالتشغيل المتواصل للإشارات الضوئية التحذيرية.

- على السائق التصرف مع الحالات التالية على أنها حالات غير خطرة:

أ. الإصابة بكدمات و رضوض خفيفة.

ب. الإصابة بخدوش وجروح سطحية.

ج. أي إصابات أخرى بسيطة لا تستدعي تدخل الطبيب.

- يتوجب على السائق اتخاذ الإجراءات التالية في الحالات غير الخطرة:

– طمأنة المصاب بعدم خطورة حالته.

– إفساح مكان له في المقعد الأمامي قرب السائق لمراقبة حالته وتوفير الراحة له.

– استيضاح سبب تعرضه للإصابة حتى يتم نقل ذلك إلى ولي أمره لتفهم الموقف.

– إنزال الطالب في أقرب مكان لمنزله.

– استكمال الرحلة وتوصيل الطلبة/ الطالبات.

– إبلاغ إدارة المدرسة أو المسؤول المباشر.

– الإصابات خارج الحافلة

في الأحوال التي ينتج عنها إصابات بدنية للمنقولين أو مستخدمي الطريق

ولها علاقة بالحافلة المدرسية سواء كانت هذه الحوادث ناتجة عن صعود ونزول التلاميذ إلى الحافلة أوالسقوط منها أثناء حركتها، أو ناتجة عن حادث مروري.

يتوجب على سائق الحافلة ما يلي:

١. إيقاف الحافلة فوراً دون أن ينشأ عن وقوفه خطر ما أو عرقلة حركة المرور.

٢. تأمين انسيابية السير ما أمكن ذلك.

٣. منع أي تغيير للآثار الموجودة بمكان الحادث.

٤. الاهتمام بأمر المصابين وتقديم المساعدة لهم باستدعاء الإسعاف.

٥. إبلاغ أقرب مركز للشرطة عن الحادث.

٦. تقديم جميع بياناته الشخصية وبيانات الحافلة إلى السلطات المختصة.

٧. **تأمين سلامة بقية المنقولين وذلك عل النحو التالي:**

١. إبقائهم داخل الحافلة ما لم يكن في ذلك خطورة عليهم من جراء اصطدام الحافلة بالمركبات الأخرى أثناء وقوفها أو انقلاب الحافلة وما شابه ذلك مع مراعاة إطفاء محرك الحافلة وأخذ مفتاح التشغيل وإغلاق أبواب الحافلة.

٢. إنزال التلاميذ من الحافلة بهدوء وعلى شكل مجموعات وإبعادهم عن الحافلة بمسافة آمنة لا يشكل وقوفهم بها أي خطورة على سلامتهم.

٣. إبلاغ إدارة المدرسةأو المسؤول المباشر بالسرعة الممكنة عن الحادث مع أهمية تزويدهم بالبيانات التالية:

- نوع الحادث وحجم الأضرار البدنية الناجمة عنه.
- مكان وجود الحافلة بالتحديد.
- عدد الطلبة المنقولين وحالتهم ومكان وجودهم.

– الالتزام بعدم مغادرة موقع الحادث إلا بأمر من السلطات المختصة أومسؤولي المدرسة.

يجب على الطلاب اتباع الإرشادات التالية لضمان سلامتهم

– عدم التدافع والتزاحم أثناء صعودهم ونزولهم من الحافلة.

– عدم النزول أوالصعود إلى الحافلة قبل توقفها.

– عدم القيام ببعض التصرفات غيراللائقة لمرتادي الطريق أو ركاب المركبات الأخرى (مثل رمي الأوراق والهتاف بصوت عالٍ والتلفظ بالفاظ نابية وعمل حركات مخلة بالآداب العامة).

– عدم التحرك داخل الحافلة أثناء سيرها.

– عدم الحديث مع سائق الحافلة.

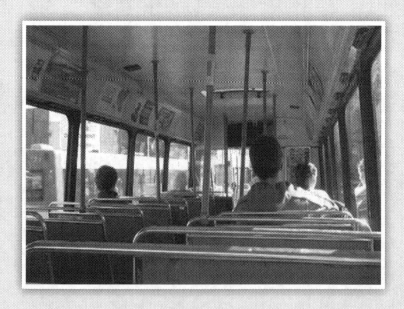

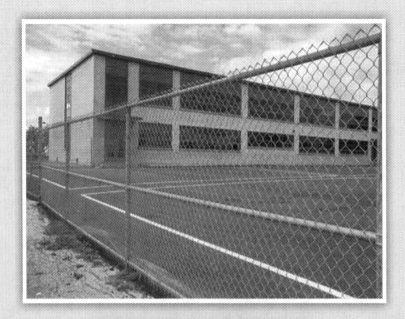

الصيانة الوقائية

الصيانة الوقائية هي الصيانة المخطط لها مسبقاً، وتعرف بأنها:

الحفاظ على استمرارية وجودة المبنى المدرسي وتجهيزاته لمدة أطول وبتكاليف أقل ولتلافي الحوادث.

خطة الصيانة الوقائية:

خطة العمل: حصر جميع الآلات والمعدات والأجهزة المراد صيانتها وقائياً.

الأنظمة الميكانيكية

– أنظمة التدفئة والتهوية والتكييف.

– أنظمة مكافحة الحرائق، كنظام رشاشات المياه الأوتوماتيكيه. وأجهزة الإنذار من الحريق، و نظام خراطيم الإطفاء، ونظام الإطفاء بغاز الهالون.

– أنظمة السباكة، كنظام المياه الباردة والحارة.

– أنظمة المصاعد الهيدروليكية والكهربائية والسلالم المتحركة.

الأنظمة الكهربائية

– أنظمة الإنارة الداخلية والخارجية ونظام إنارة الطوارىء.

– نظام الحماية من البرق.

الأنظمة الإلكترونية

– نظام التوزيع الصوتي والتلفزيوني.

– نظام التحكم والمراقبة الأوتوماتيكي.

– نظام الهاتف.

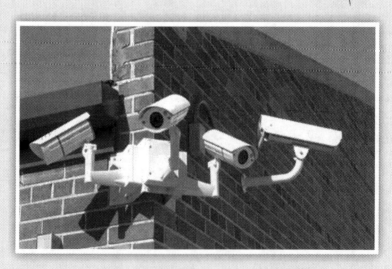

الأنظمة المعمارية

– الأبواب والنوافذ.

– الأسقف المستعارة.

– السجاد.

– أعمال الديكور، كالدهان وورق الجدران وغيرها.

– المفروشات الثابتة والمتحركة.

– الأرضيات.

– طبقات العزل المائي على الأسقف.

الأنظمة الإنشائية

– هيكل الأبنية من جدران وأسقف.

– الأعمال الخارجية، كالأسفلت.

– مياه المجاري وتصريف مياه الأمطار.

بعد حصر جميع الأنظمة الموجودة في المبنى المدرسي يتم جرد آلات و معدات كل نظام على حدة.

بعد ذلك تنظم لكل آلة ستشملها خطة الصيانة الوقائية بطاقة سجل (Record Card) يذكر فيها أهم المعلومات عن الآلة. فمثلاً توفير معلومات عن الشركة المصنعة وعنوانها بالتفصيل يسهل عملية الاتصال بها وقت الضرورة. وتوفر معلومات عن تاريخ الآلة وما سبق أن تعرضت له من أعطال أمر على درجة بالغة من الأهمية إذ قد يشير إلى وجود خطأ في التصميم أو التشغيل.

الفصل الرابع

إدارة الكوارث

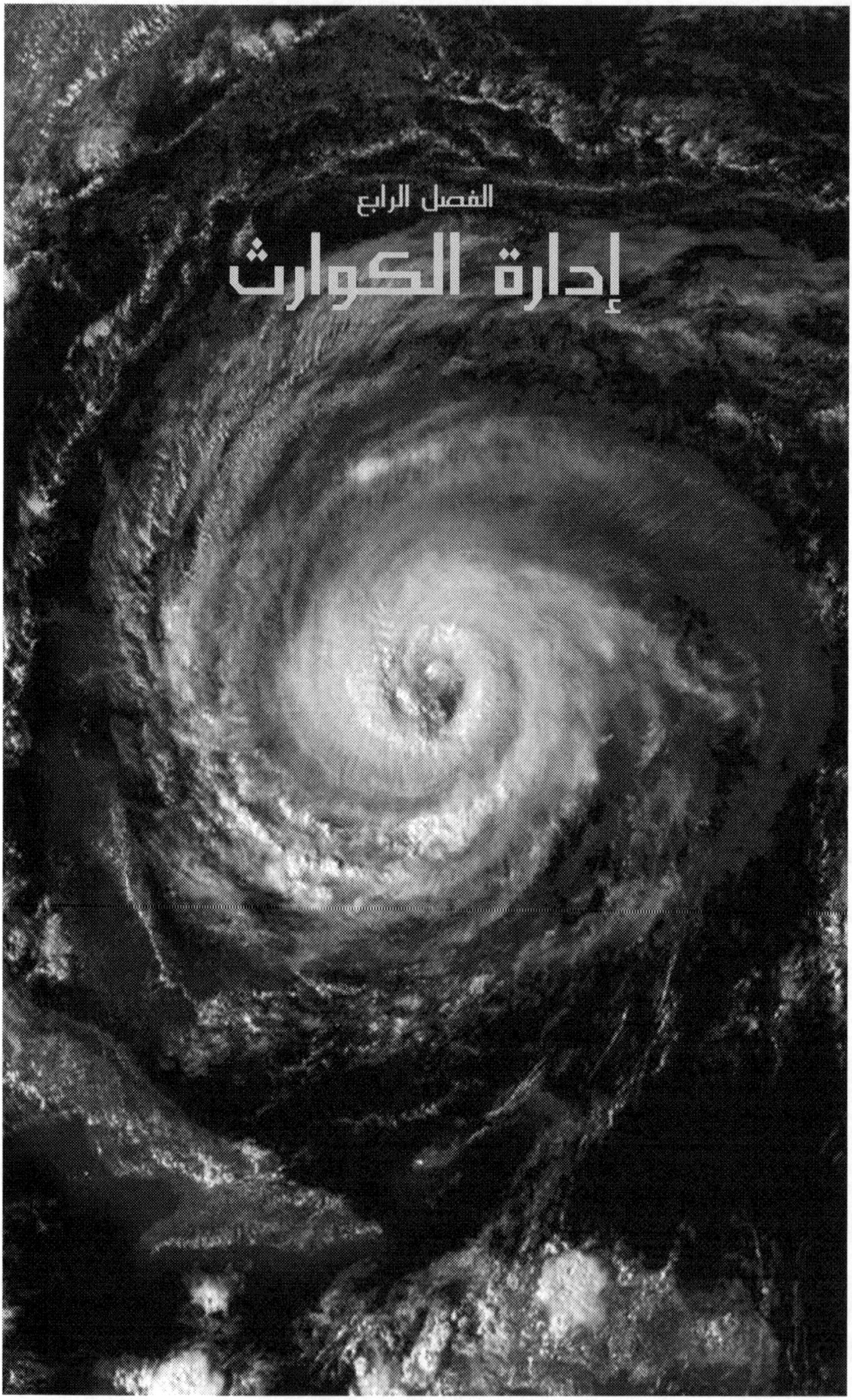

إدارة الكوارث

الكارثة هي حادثة كبيرة ينجم عنها خسائر جسيمة في الأرواح والممتلكات. وقد تكون كارثة طبيعية مردها فعل الطبيعة (سيول، زلازل، عواصف، انهيارات.. الخ) أو مردها إلى فعل الإنسان سواء كان ذلك إرادياً (عمداً) أو لا إرادياً (الإهمال). تتطلب مواجهة الكارثة تعاون الأجهزة الحكومية والأهلية كافة. وربما الدولية أيضاً إذا كانت مواجهة الكارثة تفوق القدرات الوطنية.

وكما سبق أن ذكرنا في «التمهيد» أننا سوف نطلق تعبير الكوارث على الأحداث الجسيمة التي تُلم بالمدرسة للتأكيد على أهميتها، كما أننا أفردنا فصلاً خاصاً بالحرائق نظراً لأهمية الحديث عنها.

أنواع الكوارث

١. الكوارث الأرضية: البراكين، الزلازل، الانهيارات، الكوارث المائية (السيول والفيضانات).
٢. الكوارث المناخية: الجفاف، الاعاصر، الزوابع.
٣. الحرائق.
٤. الأوبئة.
٥. المجاعات.

وسنتناول فيما يلي وباختصار نوعين من أهم الكوارث التي يمكن أن تتأثر بها منطقتنا، وهما السيول والزلازل. وسبق أن تحدثنا بشيء من التفصيل عن الحرائق في الفصول السابقة. بإمكان الدارس الرجوع إلى مصادر موثقة للمزيد من التفاصيل.

يمكن الرجوع لمزيد من التفاصيل إلى لوائح السلامة في موقع المديرية العامة للدفاع المدني فيالإنترنت.

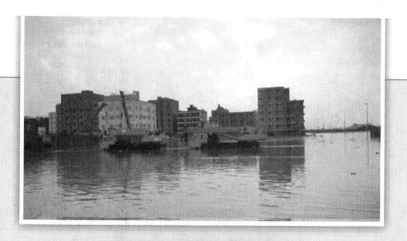

السيول

السيول عبارة عن مياه متدفقة نتيجة أمطار غزيرة. تنحدر السيول بسرعة نحو الأراضى المنخفضة فتغرقها وتحطم كل شيء أمامها. أماكن حدوث السيول في منطقتنا هي بطون الأودية. سقوط الأمطار الكثيف والمفاجئ ينتج عنه سيول عارمة وعنيفة للغاية تترك وراءها آثار الخراب والتدمير. تكمن خطورة السيول في أنها كثيراً ما تحدث بصورة خاطفة ومدمرة.

- آثار السيول.
- تدمير الطرق والجسور.
- تدمير القرى والمدن.
- إتلاف المحاصيل الزراعية. سيارات جرفتها السيول.
- تدمير المباني والمنشآت والممتلكات.
- الاضرار الصحية والاقتصادية.

ونظراً لخطورة السيول فإنه من الضروري وضع الخطط لمواجهتها وإدارة مخاطرها، بما في ذلك التنبؤ بها والإنذار المبكر لها، واستخدام تقنيات الاستشعار عن بعد في إدارتها، والارتقاء بأساليب التخطيط لمواجهتها، والحد من آثارها السلبية وكيفية التعامل معها.

- كيفية التعامل مع السيول

نشير هنا الى إرشادات السلامة الصادرة من الدفاع المدني

تشكل الأمطار والسيول والفيضانات خطراً شديداً يهدد حياة الإنسان وممتلكاته، وتنشط الأمطار والسيول والفيضانات خصوصاً في فصل الشتاء أو عند حدوث تغيرات مناخية على أجواء المملكة، لذا فإنه على جميع المواطنين والمقيمين على أرض هذا البلد المبارك أخذ الحيطة والحذر خصوصاً في أوقات مواسم هطول الأمطار وعدم المجازفة بدخول المناطق المنخفضة أو عبور الأودية أثناء جريان السيول. مع اعتبار أن بعض المناطق الطينية المبللة بالماء أو المغمورة بالسيول تغدو مناطق لزجة خَطِرَةٌ تلتصق بشدة بالأقدام أو بإطارات السيارات ولا يستطيع الإنسان التخلص منها بسهولة. لذا فإنه يجب على المواطنين والمقيمين اتباع التعليمات التالية:

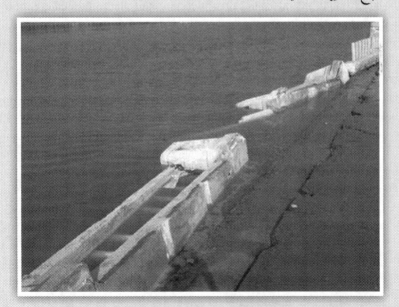

– متابعة الأخبار عن احتمال هطول أمطار غزيرة أو وجود سيول.

– الاحتفاظ بمخزون مناسب من المواد التموينية والمياه النظيفة قدر الإمكان.

– الاحتفاظ بمواد إسعافيه أولية.

– لا تأكل الطعام الذي اختلط بمياه السيول.

– تأكد من نظافة المياه قبل شربها وتأكد من نظافتها.

– لا تزر مناطق الكوارث إلا للضرورة حتى لا تعيق عمليات الإنقاذ والإخلاء.

– لا تتعامل مع الأدوات الكهربائية المبللة حتى تتأكد من جفافها من الماء.

– استخدم الكشافات التي تعمل بالبطارية.

– أبلغ الجهات المعنية عن خطوط الخدمة العامة (الكهرباء، الماء، الهاتف) التالفة أو المعطلة.

– إذا تأكد لديك خطورة البقاء في المبنى الذي أنت فيه بادر إلى إخلائه والبحث عن أقرب مكان آمن.

– إذا كنت تقود سيارتك توجه بها بعيداً عن الأماكن المنخفضة وتجمعات المياه ومجاري السيول.

– إذا تعطلت سيارتك وخشيت السيول أتركها والجأ لأقرب مكان آمن.

– ساعد الآخرين بالشكل الذي لا يشكل خطورة على حياتك وحياتهم.

– **في حالة القيام بالرحلات المدرسية البرية يؤخذ في الحسبان:**

– عدم البقاء في مجاري الأودية في حالة توقع هطول الأمطار أو وجود تحذيرات عن سيول.

– احذر من السباحة أو الغوص في مياه السيول ولا تجازف بحياتك في اجتياز الأودية أثناء جريانها.

- بلغ الدفاع المدني على هاتف (٩٩٨) عن أي خطر تشاهده.
- عند مشاهدة شخص يغرق لا تحاول إنقاذه إذا كنت لا تجيد السباحة أو في حالة وجود تيار مائي قوي، وليكن الإنقاذ بقذف طوق نجاة أو لوح خشب لإنقاذ الغريق وتذكر أن هذه المواقع طينية لزجة.
- أبعد الأطفال عن مجاري الأودية والمستنقعات.
- لا تستخدم الراديو أو الجوال في المناطق المكشوفة في حالة احتمال وجود صواعق.

- إذا كنت مسؤولاً ونصحت بإخلاء المدرسة:

- اتبع النصائح والتعليمات التي تصدرها الجهات المعنية.
- إذهب ومن معك إلى نقاط التجمع المحددة التي يتم توجيهك إليها مباشرة ولا تجتهد وتذهب إلى أماكن أخرى قد تعرض حياتك ومن معك للخطر.
- افصل التيار الكهربائي والغاز قبل مغادرتك المدرسة.
- استفد من محطات الراديو التي يمكنك من خلالها أن تستمع إلى التعليمات والتحذيرات لحماية منسوبي المدرسة.
- كن حذراً عند الخروج إلى أماكن الإخلاء وتحلى بالهدوء.
- اتبع المسارات الموصى بها عند استخدام الطرق لكي لا تعرض حياتك وحياة الآخرين للخطر.
- لمزيد من الإرشادات يمكن التواصل مع المديرية العامة للدفاع المدني على هاتف ٩٩٨ أو عبر موقعها على شبكة الإنترنت gov.sa.٩٩٨.www والاطلاع على إرشادات الدفاع المدني للوقاية من مخاطر الأمطار الغزيرة والسيول.

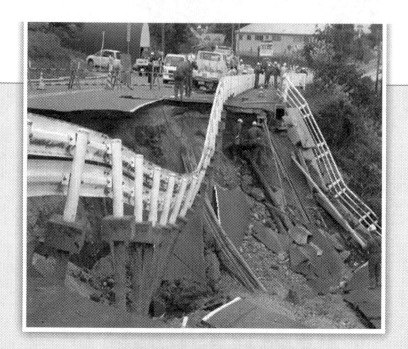

الزلازل

الزلازل إحدى الظواهر الطبيعية التي تصيب أماكن عديدة من سطح الأرض بصوره دورية و منتظمة أو بصورة مفاجئه مما قد يُنْتِجُ خسائر بشرية و مادية.

- أسباب حدوث الزلازل :

تحدث الزلازل نتيجة لحصول صدوع في القشرة الأرضية و ما تحتها بقليل مسببة الانكسار والتشقق في مواقع معينة في داخل الكرة الأرضية تعرف بالبؤر الزلزالية، ومنها تنتشر الموجات الزلزالية في جميع الاتجاهات على شكل موجات مسببة الدمار، وكلما كانت البؤرة الزلزالية أقرب إلى سطح الأرض كلما زادت الإزاحات الأرضية مسببة الانهيارات والدمار للمنشآت.

- مقياس ريختر

وهو عبارة عن قياس الطاقة الكلية الناتجة من الزلزال والذي يمكن تسجيله عن طريق أجهزة الرصد.

العلاقة بين قوة الزلزال ومدته بحساب ريختر

القوة بمقياس ريختر	٥	٥,٥	٦	٦,٥	٧	٧,٥	٨	٨,٥
مدة الزلزال بالثانية	٣	٦	١٢	١٨	٢٤	٣٠	٣٤	٣٧

مدى التأثر بالزلازل بحساب ريختر

درجة القوة	مدى التأثير
٢,٥	لايشعر بالزلزال أحد ولكن أجهزة الرصد تسجله.
٤,٥	- تهتز معظم الأشياء - يشعر بها عدد كبير من الناس داخل المباني وخارجها.
٦	يمكن أن تكون مدمرة في مناطق العمران المكتظة بالسكان، دمار المباني القديمة.
٧	أضرار جسيمة - تهدم كبير للمباني - انفصال بعض الجدران عن بعضها - تدمير كلي للأبنية المتوسطة - تصدع واضح لجدران المباني الجيدة
٨	تدمير كامل للمنطقة

- الآثار الناجمة عن الزلازل

- انهيار أو تصدع السدود والخزانات.
- انقطاع الكهرباء وسقوط خطوط نقل التيار الكهربائي المعلقة.
- تكسر أنابيب المياه والصرف الصحي وانقطاع المياه.
- تصدع المباني وسقوطها.

- انقطاع الطرق وتصدع الجسور والكباري والأنفاق وظهور التشققات والحفر العميقة.
- انقطاع الاتصالات والهاتف.
- تعرض السكان للمخاطر والوفاة من آثار الزلزال.
- انتشار الأمراض.

- طرق الحماية العامة من الزلازل

١. طرق الحماية قبل حدوث الزلزال وفي حالة توقفه:-

الاحتفاظ بالأشياء التالية في متناول اليد :

- راديو.

- كشاف إضاءة.

- حقيبة اسعافات أولية.

- كمية كافية من الماء.

٢. طرق الحماية أثناء وقوع الزلزال :-

داخل المباني:

- حافظ على هدوئك واجعل إيمانك عميقا بالله.
- ابق في مكانك وحاول الاحتماء تحت قطع الأثاث المتينة أو تحت جدار مع مراعاة حماية الرأس.
- افصل التيار الكهربائي واحذر المواد المتساقطة مع الابتعاد عن النوافذ الزجاجية.
- اختر المخرج المناسب للخروج مع عدم التدافع عند المخارج.

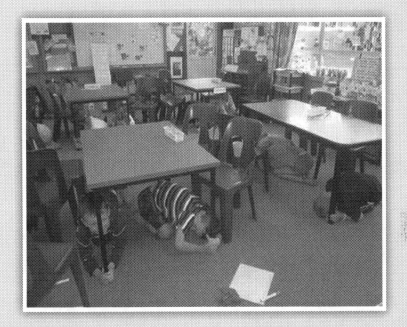

خارج المباني:
- البقاء في مكان مكشوف وعدم الجري.
- الابتعاد عن المباني العالية والجدران وأعمدة الكهرباء والجسور والأنفاق ومحطات توليد الكهرباء أو أي شيء معرض للسقوط.
- إذا كنت في سيارة توقف على جانب الطريق في مكان مكشوف وآمن.

- إجراءات الحماية بعد توقف الزلزال:-
- عدم الخروج بعد الهزة الأولى مباشرة فقد تحدث هزات ارتدادية أخرى.
- عدم استخدام المصاعد الكهربائية.
- التأكد من فصل التيار الكهربائي عند الشك في وجود ماس كهربائي.

- التأكد من عدم وجود تسرب للغاز.
- عدم استخدام الهاتف إلا عند الطواريء.
- قم بمساعدة واسعاف المصابين.
- التأكد من عدم وجود حريق في المكان.
- افتح المذياع لسماع تعليمات الدفاع المدني.
- عدم أكل شيء يشتبه تلوثه بالزجاج المتناثر.

- طرق الحماية من الزلازل في المنشآت التعليمة:

- دراسة المنشأة التعليمية من حيث مقاومتها للزلازل ومعالجة أماكن الضعف مثل: التصدعات، الشرفات، الأسقف والجدران غير الثابتة.
- توفير وسائل الأمن والسلامة.

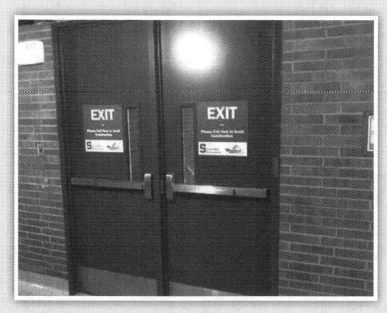

- التدريب المستمر لمنسوبي المدرسة نظرياً وعملياً على خطط الإخلاء والطواريء (الحرائق والسيول والزلازل).
- إيجاد قاعدة بيانات للاتصال بأولياء الأمور فى حالة الطوارئ.
- وجود خطة مكتوبة للطوارئ والإخلاء والإسعافات الأولية معروفة لدى جميع منسوبي المدرسة.
- تثبيت الأشياء المعلقة أو الموضوعة على الأرفف في فصول المدرسة.
- عند حدوث الزلزال احتمِ تحت الطاولات والمكاتب وابتعد عن النوافذ.
- بعد انتهاء الهزة نظم عملية إخلاء المبنى من الطلاب بنظام وهدوء.
- يتم تجميع الطلاب في أماكن بعيدة عن المباني وعن خطوط الكهرباء.
- لا تستخدم الهاتف إلا للضرورة مثل الإبلاغ عن الإصابات.
- قم بإخلاء الحالات المصابه خارج المبنى وعمل الإسعافات الأولية في انتظار وصول سيارات الإسعاف.

الفصل الخامس

التوعية والتدريب على الأمن والسلامة المدرسية

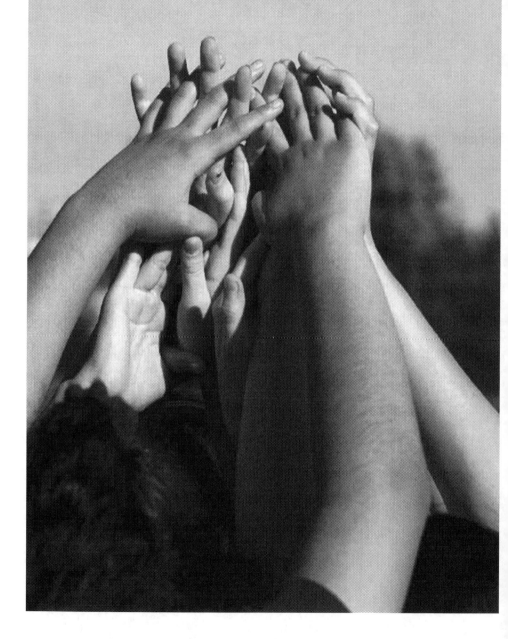

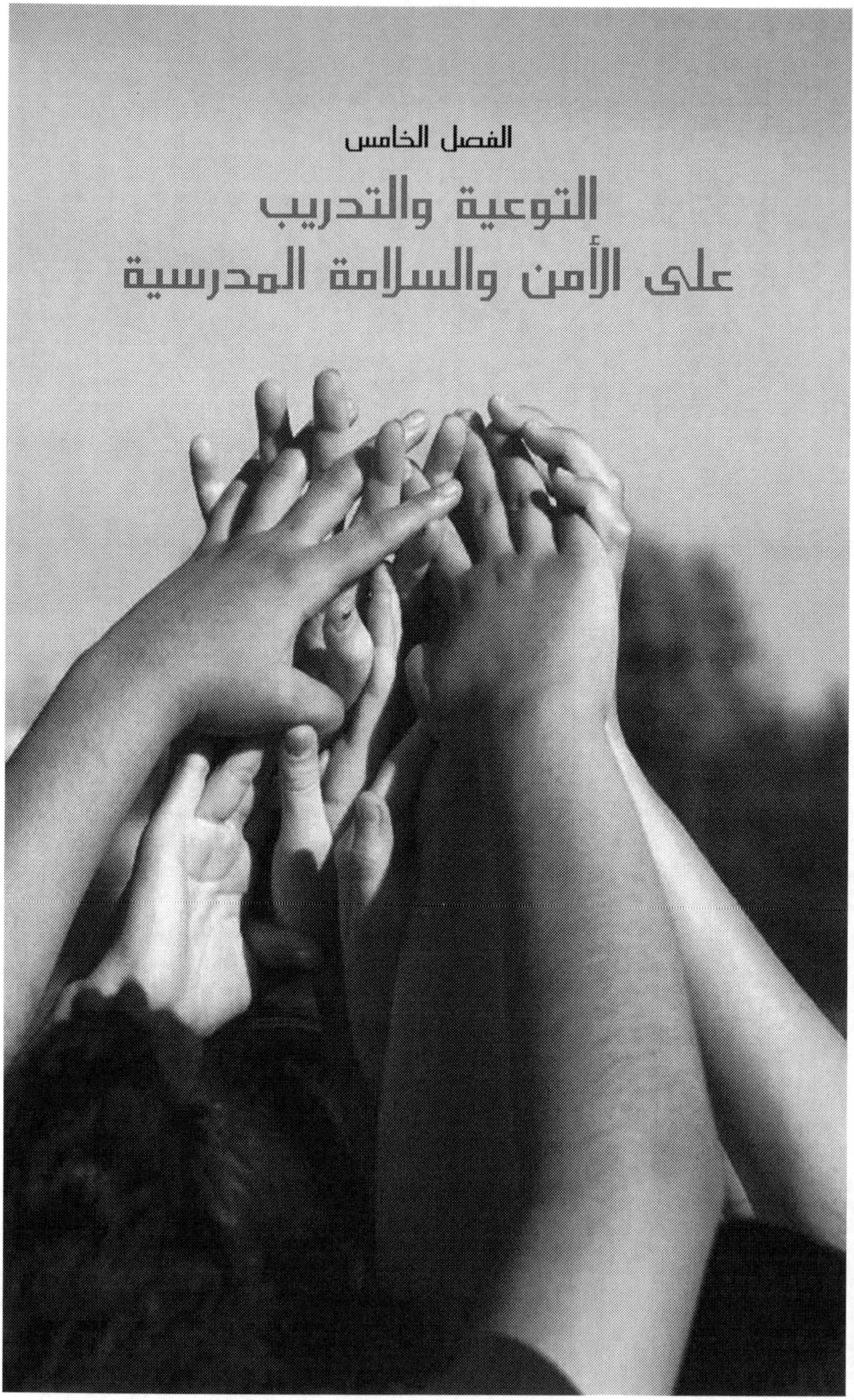

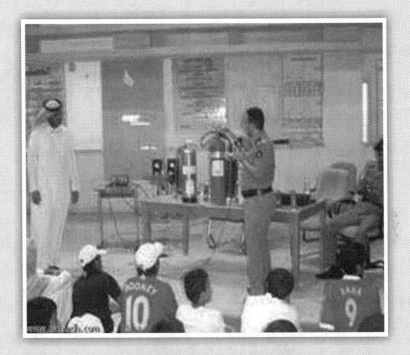

الأهداف والوسائل

أهداف التدريب والتوعية:

١. تعزيز الوعي والفهم العميق بمتطلبات الأمن والسلامة المدرسية والحد من السلوكيات المحفوفة بالمخاطر بين منسوبي المدرسة.

٢. تكوين فرق الأمن والسلامة المدرسية في كل مدرسة.

٣. إعداد الكوادر لتطبيق برامج الأمن والسلامة.

٤. تأهيل المجتمع المحلي للتعامل مع الكوارث للحد من آثارها.

وسائل التوعية والتدريب:

١. دمج التوعية في المنهج المدرسي، بحيث يمكن للمعلم تطويع المواد الدراسية التي يقدمها لطلابه لتعزيز السلوك الإيجابي السليم.

٢. هناك وسائل عديدة خارج المنهج المدرسي تساعد على رفع مستوى الوعي بمتطلبات السلامة، والقدرة على التعامل مع المخاطر المحتملة منها:

- المشروعات المدرسية.

- المحاضرات.

- توزيع رسائل صحية.

- استخدام الإذاعة المدرسية.

- تنظيم عروض وحفلات.

- القصص والتمثيليات.

- الشعر والأناشيد.

- المسرحيات.

- المجلة الحائطية.

- إنتاج مواد توعوية وإرشادية (ملصقات أو نشرات أو مطويات أو أفلام).

- المعارض والرحلات المدرسية.

يتمثل دور المعلم في:

- التخطيط مع الطلاب لتنفيذ مشروعات الأمن والسلامة في المدرسة.

- مساعدة الطلاب في فهم قضايا وموضوعات الأمن والسلامة وتحديد عناصرها من خلال المحاضرات وحلقات النقاش.

- إرشاد التلاميذ للبحث عن مصادر المعلومات.
- الإشراف على مشاريع يقوم بها التلاميذ في مجال الأمن والسلامة.
- تعزيز العمل الجماعي في المدرسة.
- إعطاء القدوة في تقديم المساعدة، والإرشاد، والتدخل عند الحاجة.
- الإشراف على التلاميذ وتوجيههم لنقل رسائل الأمن والسلامة إلى أسرهم ومجتمعهم.
- المحاضرات: أسلوب المحاضرات قد يكون فعالا لصفوف المرحلة الثانوية وهو غير مكلف وسريع العائد في زيادة المعارف والمعلومات وربما تغيير السلوك إذا أحسن إعدادها، ويمكن للمعلم الذي تلقى تدريبا في الأمن والسلامة المدرسية إلقاء المحاضرات كما يمكنه الاستعانة بالمختصين من مهندسي الأمن والسلامة والدفاع المدني للتعاون معه.

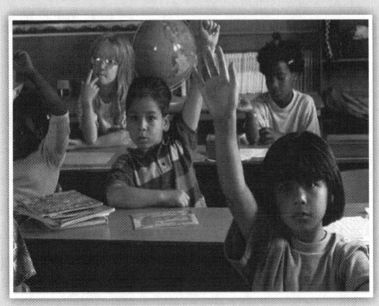

من الضروري مراعاة النقاط التالية:

- تركز المحاضرة على موضوع واحد.

- ترتكز المحاضرة على معلومات صحيحة وحديثة.

- دعم المحاضرة بقصص وتجارب لتكون مشوقة.

- تُستعمل الوسائل السمعية والبصرية.

- الإعداد الجيد للمحاضرة.

- التعلم النشط في مجال الأمن والسلامة.

- يعتمد أسلوب التعلم النشط على التعلم الذاتي حيث يكون التلميذ هو المحور الأساسي الفعال للنشاطات، وهو الذي يبحث ويحلل ويبتكر ويتابع نتائج عمله بالتعاون مع زملائه، ويبقى المعلم هو الموجه والمرشد والمنشط.

- ينقل التلاميذ ما اكتسبوه من معارف وتدريب في مجال الأمن والسلامة إلى أفراد المجتمع، وبهذا الدور الفعال في الخدمة العامة يطبقون ما سبق أن تعلموه بحيث يصبح بمثابة أسلوب حياة لهم.

- يتعلم التلميذ عن طريق البحث والاستقصاء، والاستكشاف وطرح الأسئلة، والحوار الذي يكسبه مهارة التواصل مع الآخرين والثقة بالنفس والقدرة على العمل الجماعي التعاوني.

- ينمي جو الصراحة والصدق والثقة والاهتمام بالآخرين في المدرسة والمجتمع.

- ينمي السلوكيات والقيم الإيجابية عند التلميذ كتقدير الجهد والعمل الجماعي واحترام آراء الآخرين.

- التحول من النمط التنافسي بين التلاميذ، إلى النمط التعاوني.

تطبيقات عملية

يقوم مجموعة من التلاميذ باختيار مشروع في مجال الأمن والسلامة يخططون لتنفيذه تحت إشراف المعلم.

يقوم المعلم بتقويم معارف التلاميذ ومواقفهم وسلوكهم قبل بداية المشروع، ثم بعد استكمال المشروع لمعرفة مدى ما حصله كل تلميذ من معرفة واتجاه وسلوك.

لنفترض أن المشروع الذي اختاره المعلم مع تلاميذه هو (مكافحة الحريق في المدرسة أو البيت). المطلوب أن يقوم التلاميذ بوضع خطة للوقاية من الحريق قبل حدوثه ومكافحته بعد حدوثه والممارسات الإيجابية والسلبية من أفراد الأسرة أو تلاميذ المدرسة. تناقش خطة العمل في الصف بمشاركة المعلم وتستخلص الإيجابيات لتعزيزها وتبدل السلبيات بمواقف وسلوكيات إيجابية.

– يقوم كل تلميذ برصد وتسجيل العوامل التي تؤدي إلى الحرائق في منزله وكيفية إصلاح الأخطاء لتفادي الحرائق التي لها علاقة بالمواقف والممارسات الإيجابية والسلبية، ثم تناقش خطة العمل في الصف بمشاركة المعلم وتُستخلص الإيجابيات لتعزيزها و تستبدل السلبيات بمواقف وسلوكيات إيجابية.

- عناصر خطة العمل

أولاً . تحديد الهدف

ثانياً - توزيع التلاميذ إلى مجموعات وتحديد مهام كل مجموعة:

يتم توزيع تلاميذ الصف إلى أربع مجموعات ويختار لكل مجموعة منسق (مهمته تنسيق العمل) ومقرر (مهمته تسجيل النتائج وكتابة التقرير). تحدد مهام كل مجموعة ويقوم المعلم بإرشادهم إلى مصادر المعلومات، ومن ثم تتولى المجموعات جمع المعلومات ووضع خطة العمل الملائمة للقضية موضوع البحث، على سبيل المثال:

- المجموعة الأولى: مهمتها جمع المعلومات والحقائق والمفاهيم عن الحرائق وأسبابها.

- المجموعة الثانية: مهمتها جمع معلومات عن وسائل مكافحة الحرائق.

- المجموعة الثالثة: مهمتها اعداد وسائل إيضاح حول الموضوع (رسوم – صور – نماذج – لوحات – مواد للإذاعة المدرسية – قصص – شعر – أناشيد).

- المجموعة الرابعة: مهمتها إعداد محاضرات وحلقات نقاش عن الموضوع (توزيع رسائل صحية و استخدام الإذاعة المدرسية وتنظيم عروض وحفلات وإعداد المسرحيات،... الخ).

تقوم كل مجموعة بعرض ما توصلت إليه وشرحه ومناقشته في الصف بإشراف المعلم، وقد يتم التنسيق لإعادة عرض الموضوع في اجتماع أكبر يضم منسوبي المدرسة والموجهين التربويين والعاملين في الصحة المدرسية وأولياء الأمور وبعض المسؤولين المحليين.

تقويم المشروع

يساعد التقويم على:

- تحديد مقدار النجاح والتعلم من التجربة.
- متابعة الأنشطة وملاءَمتها للأهداف الخاصة.
- تحقيق تغذية راجعة بهدف تحسين الأداء.
- تخطيط المشاريع والبرامج المستقبلية بطريقة أكثر فاعلية.
- من الضروري تبديل المنسقين والمقررين وتبديل مهام المجموعات بين مشروع وآخر وذلك لإعطاء فرص المشاركة لمعظم التلاميذ في النشاط، وتنمية مهارات الأداء
- يقام في نهاية العام الدراسي يوم صحي يتضمن عرض الأعمال الفنية والرسوم وتقديم المسرحيات والتمثيليات المتعلقة بالمشاريع التي خطط لها التلاميذ بحضور الأهالي وممثلي الجهات التربوية.
- تسجيل النتائج بعناية ودقة حتى يتوفر للمقوم سجلٌّ لما حدث، حيث إنّ الملاحظات والمعلومات المسجلة ذات قيمة كبيرة لمعرفة التغييرات الحاصلة.
- أن يستند التقويم إلى آراء الأفراد الذين اشتركوا في تخطيط المشاريع والأنشطة وتنفيذها (التلاميذ - المعلمين - الموجهين التربويين - الأهل - آخرين...).

بعد الانتهاء من المشروع يكون التلميذ قادراً على أن:

- يُعرّف أسباب الحرائق.
- يُعرّف مخاطر الحرائق وآثارها على الأرواح والممتلكات العامة.

- يعرف احتياطات الامن والسلامة للوقاية من مخاطر الالتماس الكهربائي.
- من المهم ان يقوم المعلم باختيار المشروع الذي يناسب الصف والمنهج التعليمي للصف.
- من الضروري أن يقوم المعلم بالتنسيق مع معلمي المواد الأخرى.
- من الضروري توثيق كل المشروعات التي يتم تنفيذها.

تقويم إجراءات الأمن والسلامة المدرسية

تقييم احتياطات الأمن والسلامة في المدرسة بصفة مستمرة يساعد على اكتشاف مواطن الخطر والإبلاغ الفوري عنها مما يضمن توفير بيئة مدرسية آمنة خالية من مسببات الحوادث والإصابات. نموذج التقييم التالي يمكن أن يسهم في تقييم البيئة المدرسية. من الأهمية بمكان التدرب على عناصر هذا النموذج من خلال الحوار والتطبيق العملي من قِبَل منسوبي المدرسة.

نموذج تقييم إحتياطات الأمن والسلامة المدرسية

أولا السلامة في حالات الطوارئ

١	هل توجد مجموعة للطواريء والإخلاء؟
٢	هل تم تطوير خطة للإخلاء في حالة الطواريء لمختلف المواقف والتدريب عليها دوريا؟
٣	هل تم تحديد أماكن معدات الطوارئ وطرق الإخلاء ومناطق التجمع في خطة الإخلاء والكل يعلمها؟
٤	مدى إلمام كل المعلمين والطلاب بخطة الطواريء والإخلاء.
٥	هل تم تطوير خطط خاصة للأشخاص ذوي الاحتياجات الخاصة؟
٦	هل توجد عوائق في ممرات ومسالك الهروب؟
٧	أبواب الطوارئ هل يمكن فتحها بسهولة؟
٨	. هل يوجد أكثر من مسلك للهروب؟
٩	هل توجد لوحات إرشادية لممرات ومسالك الهروب و مدى معروفة الجميع بها؟
١٠	هل يوجد إحصاء لأعداد الأشخاص والزوار في المبنى المدرسي؟
١١	مدى معرفة مجموعات الطواريء لواجباتها؟
١٢	مدى وجود مشرفين من الكادر التعليمي والإداري للإشراف على قيادة المجموعات؟
١٣	مدى توفير وسائل الوقاية الشخصية المستخدمة في حالات الطوارىء؟

١٤	مدى تأمين الاحتياجات المطلوبة(مكبرات الصوت، كشافات، صفارات، بطانيات صوفية)؟
١٥	هل يوجد صندوق إسعافات أولية يحتوي على وسائل الإسعافات اللازمة؟
١٦	هل يوجد مدرسين مدربين على عملية الإسعاف الأولي والإنعاش القلبي الرئوي؟
١٧	هل يوجد جهاز إنذار حريق (يدوي/ تلقائي) يعمل بشكل جيد؟
١٨	هل يوجد منبه للحريق يمكن سماعه في جميع أرجاء المدرسة؟
١٩	هل توجد أجهزة إنذارو إطفاء الحريق ويتم صيانتها بصفة دورية؟
٢٠	هل أجهزة الإطفاء موزعة في جميع الأدوار والكل يعلم أماكنها بسهولة؟
٢١	ماذا عن التنسيق مع الدفاع المدني وإجراء تجارب وهمية على عمليات الإخلاء؟

ثانيا: السلامة من الحريق

١	هل جميع معدات مكافحة الحريق متوفرة؟
٢	هل تم تدريب منسوبي المدرسة على استخدام مطافئ الحريق؟
٣	هل تم وضع إشارات واضحة على معدات مكافحة الحريق؟
٤	هل يسهل الوصول إلى معدات مكافحة الحريق دون عوائق؟
٥	هل تمت صيانة معدات مكافحة الحريق ووضع بطاقة عليها تثبت صلاحيتها؟
٦	هل يوجد سجل خاص بالمواد الخطرة؟

٧	هل يتم الاحتفاظ بالمواد الكيميائية الخطرة واسطوانات الغاز في مكان آمن؟
٨	هل توجد كواشف للدخان والغاز؟
٩	هل تم تدريب الكادر التعليمي والإداري على مكافحة الحريق؟
١٠	هل تجرى تجارب وهمية بالتعاون مع الدفاع المدني دوريا؟
١١	هل يتم التخلص من النفايات أولا بأول؟

ثالثا السلامة في المبنى المدرسي

١	هل توجد خطة متكاملة للصيانة الوقائية للمبنى المدرسي وتجهيزاته؟
٢	ماذا عن أنظمة التدفئة والتهوية والتكييف ومراوح الشفط؟
٣	ماذا عن أنظمة السباكة ونظام المياه الحارة والباردة وأنظمة مكافحة الحرائق؟
٤	ماذا عن الأنظمة الكهربائية(الإنارة الداخلية، نظام الإنارة الخارجية، نظام إنارة الطوارىء)؟
٥	ماذا عن نظام الإنذار المبكر؟
٦	ماذا عن الأنظمة الإنشائية، (هيكل الأبنية من جدران وأسقف)؟
٧	ماذا عن الأنظمة المعمارية (الأبواب والنوافذ- الأسقف المستعارة – الأرضيات.... الخ)؟
٨	هل يوجد سجل خاص بالمواد الخطرة؟
٩	ماذا عن سلامة تمديدات الغاز والكهرباء؟
١٠	هل يتم التخلص من النفايات القابلة للاحتراق داخل مبنى المدرسة بتخزينها بطريقة آمنة أو إزالتها؟

المحتويات

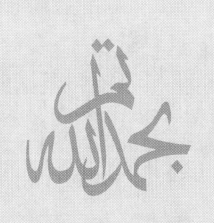

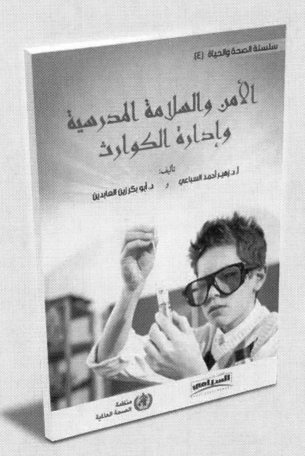

سلسلة الصحة والحياة (٤)
الأمن والسلامة المدرسية
وإدارة الكوارث
تأليف:
أ.د. زهير أحمد السباعي
و
د. أبو بكر زين العابدين
منظمة
الصحة العالمية